运动减脂讲义

减肥大叔Sam 编著

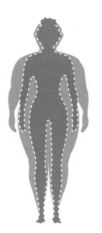

人民邮电出版社

北 京

图书在版编目（CIP）数据

运动减脂讲义 / 减肥大叔Sam编著. -- 北京 ：人民
邮电出版社，2020.12
　ISBN 978-7-115-53028-8

　Ⅰ．①运… Ⅱ．①减… Ⅲ．①减肥－健身运动 Ⅳ.
①R161

中国版本图书馆CIP数据核字(2020)第034198号

内 容 提 要

　　为什么很多人在健身房里挥汗如雨，却无法带来身材的改变？本书由微博人气健身博主减肥大叔Sam专为健身初学者而作，不仅提供了科学进行有氧运动和无氧运动的方法，还对初学者常见的减脂误区进行了剖析，帮助读者建立关于减脂的正确认知；书中提供的肌肉松解、拉伸、肌肉训练动作以及训练方案多以徒手和小器械为主，涵盖胸部、背部、腹部、臀部、手臂、腿部及全身，图解形式方便读者在家练习。此外，本书还提供了关于减脂饮食方面的建议。对于希望减掉多余脂肪、塑造更加紧致有型的身材的读者来说，本书是一本不可错过的健身指南。

◆ 编　　著　减肥大叔 Sam
　　责任编辑　裴　倩
　　责任印制　周昇亮

◆ 人民邮电出版社出版发行　　北京市丰台区成寿寺路 11 号
　　邮编　100164　　电子邮件　315@ptpress.com.cn
　　网址　https://www.ptpress.com.cn
　　涿州市般润文化传播有限公司印刷

◆ 开本：700×1000　1/16
　　印张：11.75　　　　　　　　2020 年 12 月第 1 版
　　字数：195 千字　　　　　　2024 年 9 月河北第 10 次印刷

定价：58.00 元

读者服务热线：(010)81055296　印装质量热线：(010)81055316
反盗版热线：(010)81055315
广告经营许可证：京东市监广登字 20170147 号

目录

第五章

5

我是如何做到28天瘦30斤的
176

如何正确评估自己的身体

掐指算算，我在健身房度过的日子已经有 15 个年头了。这 15 年间，我从一个普通的健身爱好者，成长为一名职业的私人教练，再到现在成为一家健身房的管理者，我看见太多人每天不停地在健身房里挥汗如雨。有的会员的训练时间几乎和教练的上班时间是一样的，他们很拼很努力，我也深深地为他们的训练精神发出赞叹。但是，大部分人进健身房时的身体状态是怎样，在训练结束时还是怎样，获得的健身效果实在很小。为什么会这样呢？究其原因，主要是对如何训练缺少正确的认识。错误的评估导致错误的动作选择，错误的动作选择导致体态越来越不好。练久了之后发现颈部、背部、肩关节或膝盖出现了不舒服的现象，这样的练习无疑浪费了大量时间，更严重的是还导致自己一身伤病。作为本书的第一章，我想跟大家谈谈如何来正确评估自己的身体情况。只有清楚了这些，才能够更好地安排训练动作、训练方式和训练频率，提高自己的训练效率。

第一节 评估你的基础数据

一 BMI

对于经常训练的人来说，BMI（身体质量指数）并不陌生，它是英文Body Mass Index的缩写，是一个可以简单、快速衡量人体肥胖程度的标准。分析你的体重是否达标，看BMI就能大概了解，但是要真正评判是否肥胖，还需要进一步考量体脂率、腰臀比、基础代谢率等。

BMI计算公式：BMI=体重（千克）/身高（米）的平方

举一个例子，如果一个人的身高为1.75米，重为68千克，他的BMI=68/(1.75^2)，约等于22.2，属正常。

表1.1是成人的BMI标准，可以自己来计算看看你的身材是属于正常还是超重。建议将BMI控制在22左右，这是比较理想的。

表1.1 成人的BMI标准（中国标准）

BMI	分类（中国标准）
BMI<18.5	偏瘦
18.5 ≤ BMI<24	正常
24 ≤ BMI<28	超重
28 ≤ BMI<30	I度肥胖
30 ≤ BMI<40	II度肥胖

分析比较过自己的BMI后，是否开始了解了一点点自己的身体情况？其实BMI是比较通用的，对于长期做力量训练的人、怀孕或哺乳中的女性、身体虚弱的老人就不是那么适用。建议每天记录一下自己的体重和BMI，观察一下在训练过程中的变化。

三　体脂率

体脂率这个词对大部分人来说并不陌生，但是清楚如何测量体脂率的人就很有限了。顾名思义，体脂率指的是人体脂肪与体重的比例。体脂率过高容易患各种疾病，例如高血压、糖尿病、高血脂等，而打算怀孕的女性如果不在孕前调整好体重，容易在孕期患有孕期糖尿病或高血压等一系列问题，所以不容小觑。

测量体脂率有多种方法，最准确的应该是使用专业皮脂夹来根据不同部位的数据综合评估，其次是使用一般的体脂仪来测量。那么如果没有这些工具该如何检测体脂率呢？可以用大拇指和食指在你的肚脐周围捏一块肉，向外拉起，两指之间的部分就是你的脂肪了。此外，还有其他方法。请看下面的计算公式。

成年女性的体脂率计算公式：

参数a=腰围（厘米）×0.74

参数b=体重（千克）×0.082+34.89

体脂肪重量（千克）=a-b

体脂率=（体脂肪重量÷体重）×100%

成年男性的体脂率计算公式：

参数a=腰围（厘米）×0.74

参数b=体重（千克）×0.082+44.74

体脂肪重量（千克）=a-b

体脂率=（体脂肪重量÷体重）×100%。

计算出体脂率后，再来对照表1.2。

对比之后即可知道自己的身体情况，再结合之前的BMI，就能更进一步了解自己。要想获得最佳的减脂效果，还是要以有氧运动（例如慢跑、快走、爬楼梯、游泳）为主，以无氧运动（肌肉训练）为辅进行安排。本书会详细讲解。

表1.2　体脂率对照表

运动员	
女性14%~20%	男性6%~13%
一般健康人士	
女性21%~24%	男性14%~17%
轻度肥胖人士	
女性25%~31%	男性18%~25%
严重肥胖人士	
女性≥32%	男性≥25%

三　腰臀比

腰臀比是预测肥胖的指标。通常来说，腰臀比值越小越好，如果腰臀比值较小，说明你的身体健康。而且，腰臀比还可以预测人类患心脏病的风险。如果你的腰围相比于臀围过大，说明脂肪大量存储在腹部，这是一个危险的信号，说明你的身体偏胖，且患心脏病的风险较大；反之，则说明你的下肢肌肉强壮，身体相对来说比较健康。

自己在家测量腰围、臀围的方法

腰围：用软尺测量肋骨以下、髋关节以上最细的地方（见图1.1）。

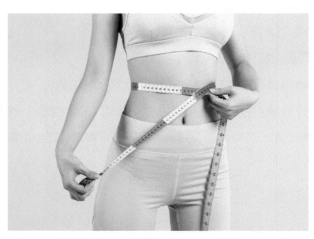

图1.1

臀围：用软尺测量臀部最突出部位一周的长度（见图1.2）。

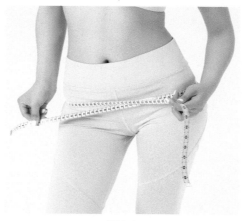

图1.2

下面是腰围和臀围的国际统计平均数值，大家也可以来比较看看。

腰围：

亚洲男性平均为73.35厘米

亚洲女性平均为65.79厘米

欧美男性平均为83.99厘米

欧美女性平均为72.55厘米

身高腰围指数［（腰围/身高）×100%］：

亚洲男性平均为42.79%

亚洲女性平均为41.34%

欧美男性平均为47.84%

欧美女性平均为44.53%

以上数据表明，男性的平均腰围明显大于女性，男性的身高腰围指数平均值也大于女性，即女性的腰更细。

臀围：

亚洲男性平均为88.82厘米

亚洲女性平均为91.66厘米

欧美男性平均为98.37厘米

欧美女性平均为96.69厘米

身高臀围指数[（臀围/身高）×100%]：

亚洲男性平均为52.07%

亚洲女性平均为57.78%

欧美男性平均为56.03%

欧美女性平均为59.34%

以上数据表明，男性与女性的平均臀围接近，而女性的身高臀围指数平均值明显大于男性，即女性的臀部相对更大。

腰臀比（腰围/臀围）：

亚洲男性平均为0.81

亚洲女性平均为0.73

欧美男性平均为0.85

欧美女性平均为0.75

综上我们可以看出，男性腰臀比平均值明显大于女性，两性腰臀比存在差异明显。再结合BMI和体脂率，这就有了对于男性、女性身材是否标准的评估考量。3个数值越接近标准值的人，不管从健康角度还是身材的匀称性角度来说肯定会更好。

四　基础代谢率

基础代谢（BM）是指我们在不运动的情况下，一天当中人体为了维持生命所需要消耗的能量。减脂的最基本原理，是制造能量缺口，即我们每日消耗的能量与摄入的能量的差值。在一定程度下，这个差值越大越有利于减脂。在现今的社会环境下，很多人由于缺乏训练，导致身体肌肉力量较弱，这直接影响新陈代谢的快慢。要想加快新陈代谢，除了平时多喝水之外，建议增加一些力量训练来提高肌肉质量，饮食可以少量多餐。在训练肌肉之前，首先要加强脊柱的灵活度，这需要通过加强深层肌肉力量和放松僵硬肌肉群来完成，在本书后面的内容中，有针对性的解析。

基础代谢的计算公式（单位：千卡。也称大卡，1千卡约为4185焦耳，此后不再标注）：

BMR（男）=［13.7×体重（千克）]+[5.0×身高（厘米）]–（6.8×年龄）+ 66

BMR（女）=［9.6×体重（千克）]+[1.8×身高（厘米）]–（4.7×年龄）+ 655

此外，一般连锁的专业健身中心都设有体测设备，只需要根据教练的提示进行操作，很快就能得知自己的基础代谢率、体脂率、肌肉含量、身体成分等具体的身体情况。

赶快来计算一下，看看自己的基础代谢数值吧。

第二节 评估你的身体姿态

认识体态

　　其实不论减脂与否，体态的好坏已经让一个人看上去的状态不一样。体态是近几年健身领域的新概念，记得我最早在健身房做教练时，大部分会员训练时关注的只是今天减了多少斤体重，但是随着他们对自身塑造要求的不断提高，他们开始慢慢关注驼背、骨盆前倾等一系列问题，这其实是一种意识的进步，也是行业的一种细化分类的趋势。现在很多教练会针对人体的解剖功能来分析，研究出针对不同体态所需要加强的肌肉，而现在最新的训练理念也是需要先调整体态再来做减脂、力量等其他训练，这样会让训练效率得以提高。这部分对于普通爱好者来讲可能会有点困难，但是通过对自身的观察来评估出哪些地方有不足，有哪些体态问题，是可以通过本书的讲解学会的。本书已经帮你整理出来，你只需要一步一步来尝试、调整，"对症下药"，慢慢地就会有意想不到的收获。

　　当我们在进行站立、坐立、行走等各种静态或动态的动作时，身体各个部位是会进行各种协调活动的。如果只是单一地去练习一个动作从而想调整局部的话，那可能性几乎为零。举一个例子，很多女孩子都想瘦腿，她们拼命练腿，不停地深蹲，但想瘦腿只需要考虑腿部的问题吗？答案显然不是。

　　解决体态问题不能头痛医头脚痛医脚，而是要从整体考虑，不然不管花多少时间去练，都不会有效果，而且有可能会加重本身的问题。我们的训练思维要开阔起来，通过层层地评估，正确看待自己的问题。这里先教大家一些简单的评估方法，既方便又实用。更好地了解自己，才能给自己安排出更好的训练。

　　我们可以从正面和侧面来观察（见图1.3）。

正面观

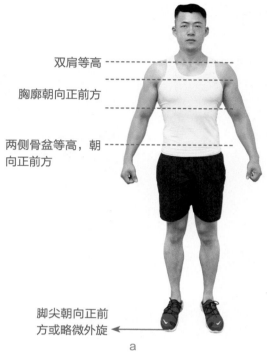

双肩等高 ------------

胸廓朝向正前方 - - - - - - - -

两侧骨盆等高，朝 - - - -
向正前方

脚尖朝向正前
方或略微外旋 ◄────

a

侧面观

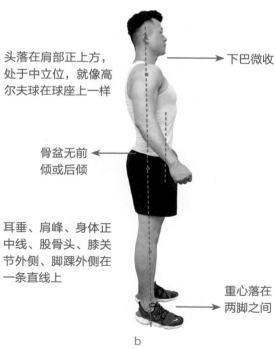

头落在肩部正上方，
处于中立位，就像高
尔夫球在球座上一样

下巴微收 ────►

骨盆无前 ◄────
倾或后倾

耳垂、肩峰、身体正
中线、股骨头、膝关
节外侧、脚踝外侧在
一条直线上

重心落在
两脚之间 ────►

b

图1.3

第二章

大叔教你轻轻松松减肥健身

第一章介绍了如何评估自己的身体情况，能够帮助你认识自己的身体。那么在这一章，我将教会你如何轻松进行健身——带你了解有氧运动、无氧运动、基本的呼吸方法，以及如何自己在家进行训练，怎样做才能提高运动效率等，并带你避开健身误区，从而帮助你取得更好的健身效果。

第一节 如何做有氧运动才能高效减脂

人体在有氧气参与的情况下，通过调动身体主要肌群进行长时间的有规律的运动，即只要满足在较长时间内重复同一个动作且保持一定心率的运动情况，都能称为有氧运动。良好的有氧运动除了能够锻炼心肺功能之外，还能增加血液循环，促进全身氧气的输送，对于消耗脂肪，塑造细致的身体线条有很好的作用。

常见的有氧运动有慢走、快走、跑步、长距离游泳和骑自行车等。一些健身房器械可以模拟户外的有氧运动，如跑步机、登山机和动感单车。但无论选择哪种有氧运动，想要获得好的减脂效果，并不是练得越累效果越好。建议大家注意以下几个方面。

一 关于心率

关于心率有如下公式。

最大心率＝220−你的年龄

储备心率＝最大心率−静息心率（静息心率是一个重要参数，指你在休息时的静态心率，一般在早晨刚起床的时候进行测量是最准确的。）

现代科学的研究表明，最适合的有氧运动心率区间是储备心率的60%~80%再加上你的静息心率。据此，可以得出每个人所需的减脂心率范围。记住，在有氧运动前先热身15~20分钟。人体运动消耗的能量是由肝糖原和肌糖原提供的，有氧减脂运动最好进行30分钟以上。

当你的运动强度达到最大心率的50%~60%

能有规律地呼吸，微微出汗。这是初始阶段的有氧心肺训练，对心肺的压力是比较小的，同样，身体参与运动消耗的能量也是比较小的。比较典型的运动：慢跑和步行。

当你的运动强度达到最大心率的60%~70%

能感觉到身体的微微出力，但是一种舒服的状态，没有出现呼吸困难的情况，能够有条不紊地进行深呼吸、调整运动姿势，还可以说话，身体有发热出汗。这种运动能够对心肺系统进行一定程度的锻炼，加快我们的血液循环，进行脂肪的燃烧，达到一定的减肥效果。此时身体消耗的能量主要来自脂肪，其次才是糖。比较典型的运动：跑步、快走、游泳和正常爬楼梯。

当你的运动强度达到最大心率的70%~80%

能感觉到运动的出力状态是中等强度，说话困难了，出汗量持续变大，这时能够提高有氧运动能力，是最理想的提升心肺系统的训练。此时身体消耗的能量主要来自糖分。比较典型的运动：快跑、快速爬楼梯和跳绳。

当你的运动强度达到最大心率的80%~90%

能感觉到运动的出力状态是高强度，需要用力地呼吸，出汗量剧增，此时人体几乎已经到达无氧运动能力的极限。记住是无氧运动的能力，没错，用到的肌肉种类已经发生变化。此时身体消耗的能量主要来自糖分。比较典型的运动：200米内的短跑。

举一个例子，四十岁的运动员拥有着每分钟65次左右的静息心率，如果想要通过锻炼消耗脂肪，减脂心率计算方法：

最大心率=220-40=180

储备心率=180-65=115

115×60% +65=134次/分

115×80% +65=157次/分

由此可得出减脂心率范围是134~157次/分。

新手并不一定要马上达到这个标准，刚开始可以从最大心率的50%左右开始锻炼，通过几周的有氧运动，你的运动能力会有所提升，再增加就好，这是一个循序渐进的过程。而且每周进行3到4次30分钟以上的有氧运动对心脏有很好的锻炼效果，能够有效地帮助我们降低患心血管疾病的概率。如果不满足减脂，想要尽可能地提升心肺耐力，可以提高运动强度，进行高强度的训练。心脏同身体其他肌肉一样，适度的高强度训练能让心脏变得更加强壮。

二　在常规减脂训练中加入有氧耐力训练

在常规减脂训练中加入有氧耐力训练是能够帮助你提高减脂效率的小技巧。力量耐力和速度耐力被统称为有氧耐力。它们能够帮助人体在短时间具有一定强度的运动训练中保持良好的运动状态。这个概念大家了解一下就可以，现在有很多训练的间歇也会安排高强度的摆臂、核心训练或蹦跳，目的是多消耗热量，练习到不同的肌肉类型以帮助减脂塑形。下面介绍一些提高训练效果的技巧。

- 在常规器械训练组间歇加入开合跳或快速摆臂训练。
- 通过变速跑来锻炼有氧耐力，先快跑50米，再慢跑50米，如此来回切换，总距离把控在3千米至10千米之间。
- 5千米的越野跑。跑步期间的跑步姿势根据个人喜好进行调整，改变步幅和摆腿频率。
- 用跳绳进行运动，再结合核心力量的训练。顺序是先进行3分钟跳绳，再进行无间歇高强度运动（做1组腹部训练动作），此为一大组训练，休息45~60秒，再进行下一大组训练，新手做完3大组训练应该就气喘吁吁了。但是如果训练者觉得还有余量，可以尝试无间歇连做30分钟的运动，这对于心肺功能是一个大挑战，也是一个很大的提升，更能高效燃脂。

三　慢跑的正确方法

下面介绍慢跑的正确方法。

（1）热身

进行正确的热身运动，就是让身体热起来，给自己的身体一个接下来需要运动的信号。跑前可用泡沫轴等工具按压滚动全身肌肉，热身10分钟即可。

- 用泡沫轴按压和放松大腿的顺序：前侧-外侧-后侧-内侧。
- 用泡沫轴按压和放松小腿的顺序：跟腱-后侧-外侧。
- 用木棍放松足弓。
- 用泡沫轴按压和放松臀部-侧面腰部-背部-颈部。

● 按压完适当拉伸一下，顺序：大腿前侧–大腿后侧–大腿内侧–大腿外侧–足弓–臀大肌–髂腰肌–肩关节。

（2）正确的跑步姿态

● 保持头部和肩关节的稳定，跑步过程中不要摇晃头部，防止颈部受伤。肩部下沉，后背肩胛骨处微微向后夹紧，挺胸，保持上身的正直。

● 手臂的左右摆动不要超过身体的正中线，摆动过程中，手臂是处于一个放松的状态，除了使大臂和小臂要保持90度左右的姿势外，别的关节都不应该发力。

● 从侧面看去，脖子和腹部处于同一条直线上，头部不要前伸。跑步时身体不要左摇右晃，让髋关节均匀受力，否则容易引起不对称的摩擦，导致关节疼痛。

● 核心力量区域（我们的腰腹部）应该处于一个直立的状态，可以感受一下挺胸同时肩胛骨向后夹紧时腰腹部的状态。跑步时收紧核心，这么做的好处是能够维持身体的稳定，还能减缓腿部的冲击力。

● 跑步过程中，腿部是进行前后摆动的，并不需要过度用力上抬，更不要让自己的腿向左右两侧偏离，因为这样对膝关节的损坏是最大的，我们要使用正确的跑步姿势，防止身体受伤。

● 落地时脚的位置应该是在身体正前方30厘米左右，靠近我们的身体正中线。先由后脚跟落地，受力再分散到整个脚掌，从而减轻对膝关节的冲击力，平时还可以加强足弓的训练。

● 不要盲目地进行长时间的高强度跑步训练，一定要确保自己的跑步姿势是正确的，否则只会让自己更容易受伤，更别提达到减肥的效果了。此外，需要注意跑步前后的拉伸运动和肌肉放松，让你事半功倍。

四　如何在家做有氧运动

下面介绍几种在家进行有氧运动的方法。

踏步机：踏步机是一个体积较小的健身器材，因为它小巧的原因，很多家庭都会选择购买。别看它小，按照正确的姿势进行有氧锻炼，每小时能够帮助人体消耗300多大卡的热量。我们在家里也可以使用一些木箱、过期的杂志或废旧的书籍等堆叠成一个具有一定高度的物体，模仿踏步机的动作模式，进行上下踩踏的有氧练习。

动感单车：动感单车是模仿正常骑行的运动，通常在健身房骑动感单车会有更好的运动效果。原因有两个：一是健身房配置的动感单车一般能够调节不同的踩踏力量来模拟不同的情景；二是在健身房里会有同伴跟你一起练，可以相互激励，更好地完成训练。把动感单车放在家里也是非常好的选择，它占地面积小，在训练的同时还能看看电影、刷刷剧。如果你的动感单车可以根据自身情况进行训练强度的调节，例如模拟山路的骑行，它能够让你每小时消耗掉400多大卡！

跳绳：很多人在儿童时期就接触过跳绳这项运动，在此不再赘述跳绳的技巧。别小瞧这个运动，消耗的能量比动感单车还要高，而且就算没有跳绳，模拟跳绳的动作也能达到同样的减脂效果。

爬楼梯：踏步机就是模仿爬楼梯的动作来设计的一个健身器材，这说明爬楼梯也是一个非常好的减肥运动。在有时间和条件的情况下，尽量把上班和回家时乘坐电梯的习惯改成爬楼梯，长期坚持下去，减肥的效果就会在你的身上显现出来了。

能在家里进行的有氧运动毕竟有限，周末如果有时间，不妨穿上一双运动鞋，走出家门去户外进行快步走，走上40分钟，并注意心率范围，这样也是一种极好的有氧运动，还能放松心情。但如果空气质量或天气不佳，建议还是考虑以上在家做有氧运动的方法。

相信有些读者可能会问："我在家跳跳操是不是也属于有氧运动啊？"对照前文对于有氧运动概念的讲解，你会很容易地得到答案。

五　如何在健身房做有氧运动

下面介绍几种在健身房进行有氧运动的方法。

跑步机：提到可以减肥的器械，很多人第一个想到的就是跑步机。因为天气、地理环境等原因，我们往往不能在任何时间都能在户外进行跑步锻炼，所以跑步机就被发明出来了。跑步机可谓是健身房的必备品，它可以有效帮助我们消耗热量。跑步机都带有避震板，可以帮助膝关节释放压力，所以在跑步机上跑步比在公路上跑步的冲击小，有膝关节和腰椎损伤的人可以尝试使用跑步机。老年人不适宜快跑，可以在跑步机上进行慢走训练。我经常看到有人在跑步机上倒着走，这种行为还是需要教练进行正确引导的，避免不必要的受伤。

使用跑步机时，可以先从慢速启动，双手抓住把手，感觉一下跑步机的速度，熟悉了这种感觉之后再选择慢慢加速，进行快走、慢跑和快跑。不建议新手一上来就设置很快的速度，这样非常容易摔倒导致受伤。前面讲到的跑步姿势，在跑步机上也是适用的。

椭圆机： 椭圆机可以说是继跑步机之后，最受大众喜爱的减肥器械了，它对于膝盖或腰椎有小伤的人群来说是一个极大的福音，因为椭圆机的设计对膝盖的磨损是较少的，而且又是非常有效的全身有氧运动，除了能减脂之外，还能锻炼臀大肌和大腿外侧的肌肉，多多练习椭圆机，能够有效地瘦腿翘臀。

在使用椭圆机的时候，不能只用腿部发力，而是需要手脚并用。这是一个全身循环的运动，它能加快我们的血液循环，提升燃脂的效果，我们的新陈代谢也会相应得到提升。

动感单车： 动感单车的名字听起来很酷炫，而且它的减肥效果也是会让人大吃一惊的。动感单车的骑行姿势主要分为坐姿和站姿。坐姿骑行时基本是腿部发力，而站姿就相对轻松一些，可以借用"自重"发力，但是因为借力了，运动效果就没有坐姿好了。有的健身房会有动感单车课程，通常由一名教练在前面带领大家踩单车，并配有动感的背景音乐。教这么一节单车课程并不是那么简单的，教练要掌握骑行的节奏，带领大家达到有效的运动心率，鼓励大家完成30分钟以上的骑行，以获得最好的燃脂效果。

六　进行跑步或走路等有氧运动的常见问题

接下来说说进行跑步或走路训练过程中的一些常见问题。

在跑步机上跑步或走路时，很多新手会发现自己的腿越跑越粗，跑久了还会觉得膝盖和腰不舒服。我的很多学员会来问我是什么原因造成这种疼痛和腿粗的现象，是否是因为动作不正确，以及应该怎么调整。

如果一个人在跑步或者走路时，感觉到膝盖和腰不舒服，常见的原因有3个：第一个是他本身腰部、膝盖存在损伤；第二个是他没有腰部或膝盖损伤，但是身体存在结构的问题，运动姿势不合理；第三个是他的发力不正确。人们常说的跑步膝就是比较常见的由跑步引起的下肢伤病，医学上称为"髌骨软化症"。它最让人讨厌的地方就在于，人们的日常生活都离不开双腿的运动，而得了这种病，正常行走时都会感觉到膝盖疼痛，影响日常生活。

此外，有足内翻、足外翻问题的人，在跑步时应尤其注意。

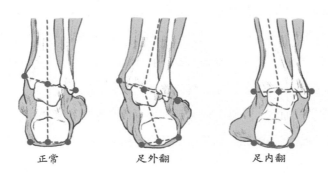

正常　　　　足外翻　　　　足内翻

足部的内翻和外翻问题对我们的步态有着非常大的影响。正常行走时脚底板向内，即为足内翻。这种症状往往极易拉伤脚踝外侧的韧带。而脚底板向外，则为足外翻。足外翻是会拉伤脚踝的内侧韧带的。而踝关节受伤也有可能导致膝关节损伤。

跑步时在脚掌落地的过程中，如果足弓产生塌陷，通过关节的传递，可能会使得小腿胫骨产生内旋。如果不注意足弓的力量训练，跑步时足弓松垮，长此以往，小腿胫骨旋内的角度就会增大。如果已经有一些足外翻的问题，在挑选跑鞋时不注意选择了软底鞋，则会加重足外翻现象，久而久之会影响膝关节的健康。

有足外翻问题的跑者，在做蹬踏的跑步动作时，足外翻会导致小腿胫骨旋内，需要让膝关节被迫旋外才能保持身体的平衡。跑步时对于膝关节的冲击力是平时体重的2~4倍，如果受力不均匀，就特别容易造成髌骨劳损，导致膝盖受伤。

想要预防或避免以上问题的发生，需要先进行步态和体态评估，纠正动作技术错误，从内在诱因和外在诱因两方面出发，进行调整。

跑步或走路时容易引起损伤的常见内在诱因如下。

- 体重过大，体脂率偏高。
- 身体柔韧性差，肌肉力量不均衡，发力方式错误，姿势不对。

- 有长短腿问题。

- 跑步落地时缓冲差。

- 足有外翻、内翻情况。

跑步或走路时容易引起损伤的常见外在诱因如下。

- 训练安排不科学。

- 跑步场地单一，且按同一边绕圈跑，造成单边负荷过大。

- 跑鞋选择不当。

七　有氧运动之前的激活与热身

　　建议在做有氧运动前可以先做以下两组激活的动作，帮助你更好地感觉有氧过程中的臀部发力。

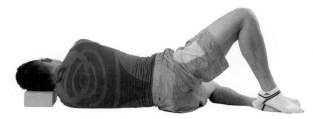

蚌式（第107页）

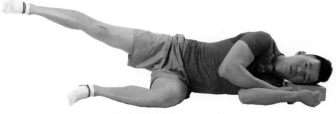

蚌式外展（第108页）

　　做完激活热身之后，还可以用泡沫轴先把大腿、髋关节周围肌肉群按揉一遍，用木棍做足底放松，重点拉伸一下臀大肌、大腿前侧、髋关节周围肌肉、大腿后侧。当然，身体各个部位全部都用泡沫轴滚压一下也是极好的。下面提供了适合在有氧运动前做的泡沫轴肌肉松解练习和拉伸练习，具体的练习方法可参见第三章的详细讲解。

有氧运动之前的泡沫轴练习

以下每个动作滚压30~60秒。

选择硬一点、带凸点的泡沫轴。适应了泡沫轴后，还可以尝试使用狼牙棒。

1

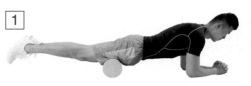

大腿前侧放松（第41页）

2

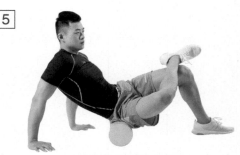

大腿外侧放松（第42页）

3

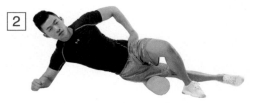

大腿后侧放松（第43页）

4

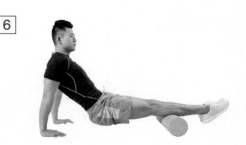

大腿内侧放松（第44页）

5

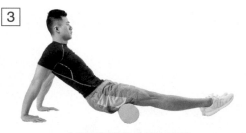

臀部放松（第48页）

6

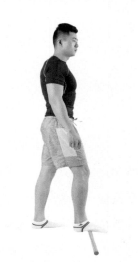

小腿后侧放松（第46页）

7

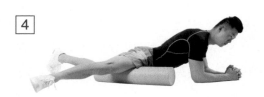

足底放松（第52页）

有氧运动之前的拉伸练习

通常来说，一侧保持拉伸15~30秒，再换另一侧。如果两侧同时拉伸，保持30秒。如果感到做某个拉伸时身体受限，可以先用泡沫轴重点滚压该紧张部位，再慢慢拉伸。

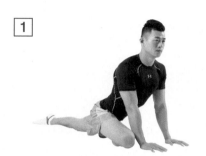

1

臀部拉伸－鸽子式（第66页）

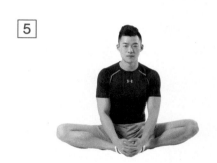

4

大腿后侧拉伸－2（第70页）

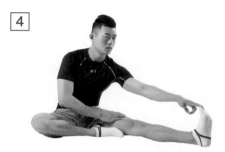

2

大腿前侧拉伸加强版（第68页）

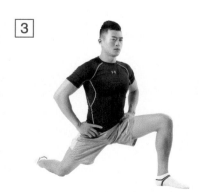

5

大腿内侧拉伸（第71页）

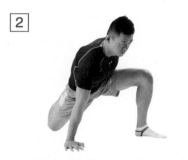

3

髋部肌肉拉伸（第63页）

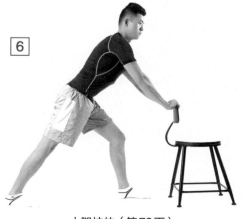

6

小腿拉伸（第73页）

第二节　减脂过程中的无氧运动

本章第一节为大家讲解了有氧运动，那么无氧运动又是什么呢？按照字面的解释，无氧运动就是肌肉组织在"缺氧"的情况下进行的运动，它是按照人体运动时肌肉代谢过程的不同进行划分的。无氧运动过程中需要的能量是由身体进行无氧代谢产生的。大部分的无氧运动都是高强度、瞬间爆发性的运动，很难长时间持续进行，而肌肉产生的疲劳酸痛感消除得也会比较慢一些。

人体的能量是通过代谢转化体内的糖、蛋白质和脂肪得到的。例如快走、慢跑这类强度不大的能量来源，多为糖的有氧代谢产生。但当我们在做剧烈的、爆发性运动时，身体需要在短时间内迅速产生大量的能量，糖类就在体内进行了无氧代谢以迅速产生大量能量来提供支持。这就是有氧运动和无氧运动的区别。

无氧运动的代谢产物中含有乳酸，而且是大量的乳酸。我们常说的肌肉酸痛，就是乳酸堆积产生的现象。除了感觉肌肉疲劳无力之外，还有可能出现呼吸加快和心跳加快。

平时人体储存的ATP（即腺嘌呤核苷三磷酸，简称三磷酸腺苷，是生物体内最直接的能量来源，其水解时能释放能量），并不能够长时间满足人体做高强度运动时的能量需求。训练时强迫自己去完成动作，后来的能量就只能由血糖在无氧的状态下迅速合成ATP，但是附带的就会产生大量乳酸。这种乳酸堆积产生的酸痛感要好几天才能消失，如果训练有计划性，避免单一的训练形式，且循序渐进地增加训练强度和训练量，可以改善乳酸堆积状况并获得更好的运动效果。

二　为什么女性需要多进行力量训练

很多女性都会担心进行力量训练等无氧运动会变成像肌肉男那样的大块头。在此，我想郑重地和女性朋友说明，女性适当提升肌肉质量只有好处，没有坏处。人体的各个器官会因为时间原因逐渐衰老退化，肌肉组织同样也会萎缩。通过加强肌肉锻炼能够延缓肌肉的衰老和退化，让人的皮肤保持紧致，身材修长不易垮塌。平时多做一些力量训练能帮助女性提升新陈代谢，打造易瘦的体质。人体肌肉含量越多，日常的基础代谢就越高，留存多余热量转化成脂肪储存在体内就越不容易。

但练什么或怎么练，训练思路是什么样，需要根据自己的体态需求来评估，这个很关键。只管开车踩油门是没用的，方向对才是关键。

三　3个健身基础要素

健身的3个基础要素是呼吸、身体姿态稳定和骨盆的位置。

1. 呼吸

训练时，你真的会呼吸吗？作为人类的本能，呼吸是人从小就会的动作，也是人的生存之本。成年的人体肺部拥有7亿多个肺泡，平展面积差不多有100平方米。但是就是这么发达的肺部器官，很多人只开发了三分之一的能力，这是因为大部分的人使用的呼吸方式并不正确。

大部分的人呼吸都是比较"浅"的呼吸，吸入的空气并不能够到达肺叶的下半部分。久坐在电脑面前的办公族，因为坐姿的问题，导致很少进行真正的深呼吸，每一次呼吸汲取的氧气并不多，长时间的累积，会使得人体的二氧化碳含量增多，影响大脑的工作能力，导致犯困、头晕等一系列现象。在训练中，如果你不会呼吸，你的

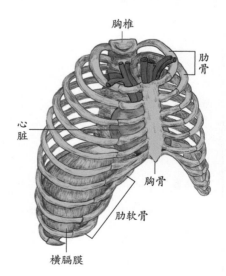

胸椎

肋骨

心脏

胸骨

肋软骨

横膈膜

训练效果会大打折扣；不会呼吸，我们连800米都会跑得气喘吁吁的。那么，平时和训练中，到底应该怎样呼吸呢？

一般来讲，我们把呼吸分为3种：胸式呼吸、腹式呼吸和肋间呼吸。

在了解这3种呼吸方式之前，我们先来了解一下横膈膜的结构和功能。

横隔膜在人体内起到分隔胸腔和腹腔的作用，它是一块肌肉，帮助肺部进行呼吸运动。

3种呼吸方式的不同，都与横膈膜有关。

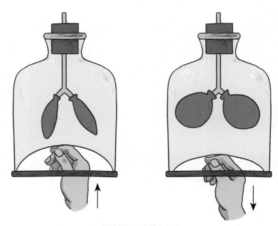

模拟膈肌的运动

胸式呼吸 胸式呼吸算是我们本能的呼吸方式。顾名思义，就是用胸部的扩张和压缩吸入和呼出气体，与横膈膜的关系并不大。简单来说，当人在剧烈运动后大喘气时，胸口剧烈地起伏，此时用的就是胸式呼吸。

胸式呼吸有局限。使用胸式呼吸，吸入的气体大部分都只通过肺的上中部分，很难到达肺叶下部，久而久之，没用到的人体器官部分会被身体自动"淘汰"，这可能会导致肺泡关闭甚至下半部分肺组织萎缩的现象。

如果快速地进行胸式呼吸，而且只使用胸式呼吸，会使得体内含氧量大量下降，身体面对这种情况下的应激反应就是分泌肾上腺素，加快心跳速率，这有可能会诱发心悸、痉挛等身体反应，呼吸会变得更急促、更浅，氧气含量会越来越低。

但胸式呼吸也有好处。

● 可以提高交感神经运作，提神醒脑（没精神的时候可以深呼吸一下）。

● 使用胸式呼吸时，可以提高绝对力量。所以练器械时，或冲大重量的举重运动员都用胸式呼吸。

腹式呼吸在瑜伽练习中，瑜伽教练一般会要求大家使用腹式呼吸。它是现在流行范围比较广的一种呼吸方式。腹式呼吸是让横膈膜上下移动。横膈膜向下移动，挤压下方的脏器，从外形看起来是肚子膨胀。吐气时横膈膜用力向上挤压肺部，让肺部的下半部分收缩，因此这种呼吸会比胸式呼吸收集到更多的氧气，是深层次的呼吸，能够有效地带出肺部深处的二氧化碳。换个大家更容易理解的方式来说，它能快速提高你的肺活量。现在你就可以用手掌平放在肚脐上，试着吸气时鼓起肚子，让你的手掌感觉到上下浮动。有没有感觉吸入的氧气更多了呢？

练腹式呼吸，好处确实很多。长期使用腹式呼吸能够有效增大我们的肺活量。这种呼吸方式对于心肺功能、腹部脏器和消化系统都有益处。平时可以多多进行练习。

腹式呼吸的练习方法如下。

● 坐在舒适的椅子上或是平躺在瑜伽垫上。

● 手掌平放在肚脐上。

● 进行一次长时间的吸气，将注意力放在腹部，手掌能够感觉到肚子缓慢鼓起。

● 缓慢均匀地进行呼气，感受腹部的收缩。

肋间呼吸在普拉提中，肋间呼吸被称为"鼻吸口呼"的横向呼吸法。它跟腹式呼吸原理基本相同，通过控制横膈膜的运动进行。不过与腹式呼吸的区别在于，在呼吸的同时需要保持核心肌群的收缩，这时肚子是被肌肉固定的，不会产生变化。平时多使用这种呼吸方式，对核心的力量训练特别有效。

在进行肋间呼吸时，一定要时刻保持核心肌群的紧绷。同样找一个舒适的椅子坐着或躺下，用双手贴放在胸腔骨的两侧，用鼻子缓慢且用力地吸气，感觉胸腔骨的扩张，呼气时还是要收紧核心，慢慢呼气，能感觉到胸腔骨向内夹紧。在平时的力量训练中，配合肋间呼吸法，能有效提高运动表现和训练效果，还能降低身体的疲劳程度。许多歌手、运动员、从事健身行业的人或者练武术的人都会额外去训练这种呼吸方式。因为呼吸会影响气息和音域，还会影响身体肌肉的紧张感。

练习肋间呼吸的方法如下。

● 使用坐姿或平躺。

- 用弹力带或比较长的毛巾，在胸部下方、胸腔骨的下缘进行环绕，用双手扎紧。

- 收紧核心肌群，并保持在整个呼吸的过程中都是收紧的。

- 使用鼻子缓慢且用力地呼吸，努力让空气进入肺部下方，可以通过手中的弹力带或毛巾感觉到胸腔的扩张。

- 呼气时使用嘴巴呼气，感觉胸腔的收缩。

2. 身体姿态稳定

身体姿态稳定也被称为"轴心盒子稳定"，是训练三要素之一。我们可以把自己的身体躯干想象成一个纸盒子，我们的双肩是盒子的上面两角，骨盆的两端是盒子的另外两角。我们要强调的，就是对这个"盒子"的强化。如果这个盒子的中轴部位是软榻无力的，在盒子的四周任何位置，只要施加一点力量，整个盒子就会产生扭曲歪斜。我们人体进行的任何动作，都需要轴心提供支持并使身体稳定，只有让我们的轴心更加稳定有力，身体才会更加端正，外形看起来也会更加挺拔。我们平时接触的练习大多是强化表层肌肉的，例如胸大肌、背阔肌等。在核心不稳定的情况下，大重量训练会让身体众多部位来进行代偿，因而容易造成肌肉损伤。

3. 骨盆的位置

骨盆是我们人体重心的所在位置，它是调节我们人体的协调能力和平衡能力的地方，所以又被称为"人体中心"。骨盆位移包括骨盆的前倾、骨盆的后倾和骨盆的侧面位移，这些现象又被称为骨盆倾斜。

从侧面观察，骨盆位置分3种：前倾、后倾和中立位。稳定核心，调整好骨盆的位置可以在步态或训练中改善身体的不正确发力，而正确发力是瘦腿的关键影响因素之一。

导致骨盆倾斜的原因有很多，臀腿腰背这些地方的肌肉不平衡就会引起骨盆的前倾或后倾，使骨盆无法保持中立位置。

减肥大叔Sam小讲堂——骨盆倾斜的原因和评估

　　长时间的坐姿或走路姿势的不正确会引起身体肌肉的不对称。骨盆在正常情况下都是由肌肉进行牵引的，当肌肉本身处于不平衡的状态，那骨盆就会自然而然地产生倾斜。严重的骨盆倾斜主要是由于腹直肌、腹外斜肌、臀肌以及大腿后侧肌群，髂腰肌、股四头肌、阔筋膜张肌及竖脊肌群的力量、长度和柔韧性的不对等引起的。

　　有一个相对简单和快速的方法可以判断自己是否有骨盆倾斜：在正常站立的状态下，把手掌掌跟放在骨盆的髂前上棘位置，手指放于耻骨联合处，观察我们的手背是否垂直于地面。如果手掌上端向前更多，证明我们的骨盆有前倾现象；如果手掌面垂直，则是中立位的表现；如果手掌下端手指更向前的话则是骨盆后倾的表现。当然，更严谨的办法是做一些髋关节动作测试，来测量骨盆角度。

　　无论练习有氧还是器械，都应尝试把骨盆调整至中立位。虽然刚开始会觉得使不上力或姿势不舒服，但慢慢会发现身体的线条（例如原本粗壮的大腿）得到了有效的改善。

第三节　关于健身误区

记住大叔经常强调的一句话:"宁愿只做一次标准的，也强过做20次不标准的！"很多人会觉得自己只要运动了，就能减肥了，这是一种常见的错误心理。除此之外，新手还经常遇到其他减肥误区，本节就要跟大家说明一下新手有哪些常犯的错误。

一　没有继续增加训练强度与训练量

在进行完一段时间规律稳定的减脂运动后，很多人会遇到一个减肥的瓶颈期，你会发现按照之前的训练计划去训练已经没办法让你的体重有所变化了。大多数人就因为这个问题放弃了运动减肥。这种情况的出现其实是因为你的肌肉已经通过一段时间的训练，习惯了你的训练强度和训练量，原来的训练已经不能达到很好的消耗能量的效果。这时我们需要做的是，增加自己的训练量和训练强度。在进行力量训练时，使用的器械重量要比之前有很大的提升；做有氧运动时，速度也要选择更快的，让身体重新有辛苦、劳累感。这种渐进的训练方式才能帮你突破瓶颈期，使体重进一步下降。

二　只跟别人比较，忘记了自己的目标

能同好友一起训练是一件非常好的事情，可以相互监督、鼓励。但是不能只跟对方比较。每个人的身体状况都不同，有的人能够快速减掉很多体重，从外形上看起来会瘦得很明显；而有的人在短时间内看不到很明显的变化。这些很大程度上是由自身体质决定的，并不能因为对方每天跟你一起训练，体重却没你下降得那么快而松懈自己的锻炼，也不需要因为别人随便动动就比你瘦得更多而气馁。坚持适合自己的运动

方式，不用在体重方面跟对方进行攀比，减肥和运动毕竟都是为了自己。

三　定下不合实际的目标

很多人在减肥之前都会给自己细心地制订一份非常详细的减肥计划表，包括饮食计划、运动计划和睡眠计划等，甚至详细到在什么时间要喝多少毫升的水都做了明确的标注。但是大多数新手在没有了解健身基础知识的情况下，并不知道自己目前的身体情况适合什么样的训练强度，也不知道自己每天应当摄取多少能量，只是一味地多练、少吃。这很容易产生两种结果：第一，超负荷的训练和不标准的动作导致受伤，不得不进行修养，还影响了正常生活；第二，极度控制饮食，导致营养素摄入不足，体质下降抵抗力变弱，一不小心就生病了。你也不希望在头昏脑热的情况下坚持运动吧。大多数新手的减肥计划都是由于这两个原因半途而废的。所以还是合理地按照自身情况制订计划吧。

四　运动后用吃"犒赏"辛苦的自己

进行有氧运动之后，人的血液循环更快了，新陈代谢也会变快，这时人会产生更好的食欲，而且很多人这时候会觉得今天运动过了，吃一点东西不要紧，撸个串不要紧，跟朋友喝个酒庆祝一下自己今天运动了也不要紧，导致一不小心就热量超标。每天辛辛苦苦地运动，结果体重不减反增，很多人都在这一刻心灰意冷，对运动减肥这件事彻底放弃。

五　今天运动了，明天体重就能下降

现代快节奏的生活，导致很多人在做任何事的时候都要求快速便捷，最好就是我今天进行了大量运动，而且几乎不吃东西就喝了点水，第二天就能从外形上看出来瘦了。但事实是，有的人第二天甚至比训练前还要重，这非常影响减肥的心态，十分打击我们的心理，让我们质疑自己这么做到底有没有用。其实在训练初期体重上升是正常的，特别是刚接触健身的小白。从生理上来说，这是因为"糖原的超量恢复"（指人体在训练之后能量恢复的过程阶段：机体会吸收比运动时消耗更多的能量，机体储存的能量会恢复甚至超过原来的水平，在保持一段时间后又恢复原来水平）。

六　喝蛋白粉长出的是假肌肉

不懂健身的人，总喜欢说喝蛋白粉长出来的是假肌肉。其实蛋白粉都是从生物体内提取出来的天然蛋白质，因为中国人的饮食结构与外国人不同，蛋白质的摄入量不能够满足我们训练强度所需要的量，而且蛋白质含量高的食材，比如牛肉和虾成本也比较高，导致我们很难从正常的饮食中去摄取。人体肌肉增长的基本要素就是蛋白质摄入充足，而且当人体的肌肉含量增加时，每天代谢消耗的能量也会增加，在摄入同样热量的情况下更不容易长胖。蛋白粉是为了让人体能够更方便摄入蛋白质而发明的，但是与保健品中的蛋白粉不同，健身使用的蛋白粉为乳清蛋白粉，是增加肌肉用的，而保健品中的蛋白粉多为豆类蛋白，用以供给肌肉蛋白合成的氨基酸含量较低，大家千万别弄混了。

七　局部减脂

局部减脂是老生常谈了，但还是总有很多学员私信问我，可不可以减肥不减胸之类的。我也一直在强调，在体重体脂超标的前提下，减脂是第一要考虑的，然后再通过局部训练做局部塑形。人体作为一个完整的系统，通过血液将营养成分带到身体的各个地方，提供人体日常消耗使用，燃烧脂肪的时候也是一样，运动时脂肪转化产生热量，分解的多余物质也是通过血液运输排出体外的。不同的基因会决定你先瘦哪个部位，而不是通过你针对性地训练达到某一个部位的特殊减脂效果。体内的脂肪一定是全身一起下降，但是肌肉是可以通过针对性训练达到增长的，所以一定是全身一起变瘦，再针对身体的情况进行塑形调整，而不是为了瘦肚子疯狂练核心力量的动作，导致肌肉越练越多，尤其是女生，腰围可能会不降反升。

八 训练后感觉不到肌肉的酸痛就是白练了

肌肉酸痛的感觉在医学上被称为"延迟性肌肉酸痛"，是在训练24小时之后出现的酸痛感，高强度训练后的短时间内很难有所感受，在锻炼后24~72小时，肌肉酸痛的感觉将会到达顶点，很多人在这时会觉得运动减肥怎么这么难受，但是在5~7天酸痛感会基本消失。肌肉酸痛是身体打破适应性的信号。如果训练过度，长时间的酸痛会让人对运动减肥逐渐失去信心，变得害怕运动。所以，建议训练过程中不必刻意去寻找肌肉酸痛的感觉，做自己最适合的训练就好。随着训练次数的增多，训练强度的增大，身体会逐渐适应训练，因此，即使训练时感觉不怎么酸痛也并不代表训练没有效果。

九 深蹲伤膝盖

很多人说，不能练深蹲，会伤膝盖。在健身房也能看到一些形形色色的人因为做深蹲而导致膝盖受伤，对于深蹲架避之不及。但事实是，因为深蹲膝盖受伤的，往往都是用了错误的深蹲动作，正确的深蹲动作是符合人体解剖构造和生物力学原理的，它是在合理的范围内让人体安全地承重。而且标准的深蹲动作能够有效地调动全身的多处肌肉群体，加快我们的新陈代谢，是非常好的训练动作。

正确的深蹲可训练我们的下肢力量，增加我们下肢膝关节周围的肌肉围度，牵引膝盖的肌肉变强变壮，反而是对膝盖的一种保护。深蹲这个动作容易上大重量，如果不采用正确的动作，轻则肌肉练歪身体不对称，重则造成严重的损伤，与健身的本意更是背道而驰，所以要练习深蹲，先从动作标准练起！

第三章

动起来，好身材人人都可以拥有

本章将重点讲解实操的动作。前面说过，好的训练步骤是先滚泡沫轴，接着拉伸肌肉群，然后进入训练，训练完后再接着滚泡沫轴和拉伸，但训练前后的肌肉放松意义不一样。训练前做是为了更好地热身，活动关节，增加我们训练时的本体感受；训练后做肌肉放松则是真的要把紧张的肌肉群松解下来，防止不必要的紧张和不舒服。

　　按照规范的流程去做，收到的效果肯定会超乎你的想象。

第一节 肌肉松解训练

泡沫轴又称瑜伽柱，是最常见的肌肉松解工具，它重量轻且富有弹性，在做瑜伽或普拉提时可以辅助完成各项平衡动作。现在在各种健身场所都可以看到泡沫轴。泡沫轴的特点是有一定的硬度，甚至有的有凸点，它们的作用是对肌肉施加压力。它们不仅能够消除肌肉紧张的感觉，还能增加身体的灵活度，是塑形练习中不可或缺的器材。

比较普遍的使用方式是通过自身的重量，压在泡沫轴上，从而使泡沫轴上的凸点对肌肉进行按摩。这样能帮助我们延展肌肉组织和肌腱，缓解肌肉紧张，加强血液循环。

本节主要介绍使用泡沫轴放松肌肉的练习，此外还包括了一些使用木棍和小球的练习。

二 肌肉松解训练的流程和方法

下面为大家梳理出肌肉松解训练的流程和方法，可以跟着本书中的练习顺序进行松解。

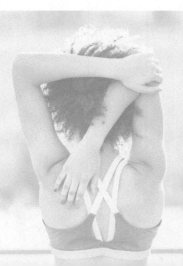

泡沫轴放松 | 大腿前侧放松

目标部位
股四头肌

- 两肘撑地，两腿伸直，将泡沫轴压在大腿前侧。
- 保持身体稳定，大腿用力压住。
- 慢慢使泡沫轴向下滚向膝部，但要注意，不要在膝关节上滚动。

A

用力方向 →

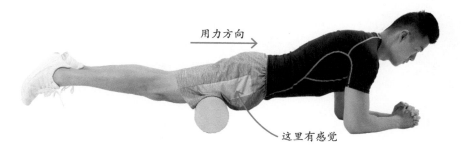

这里有感觉

B
- 慢慢使泡沫轴往回滚向髋部。
- 在肌肉紧张处可着重滚压。

← 用力方向

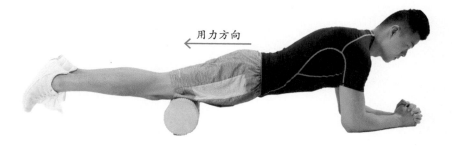

加强版

将双腿交叠在一起（一只脚搭在另一只脚的脚踝处）进行放松。

泡沫轴放松 | 大腿外侧放松

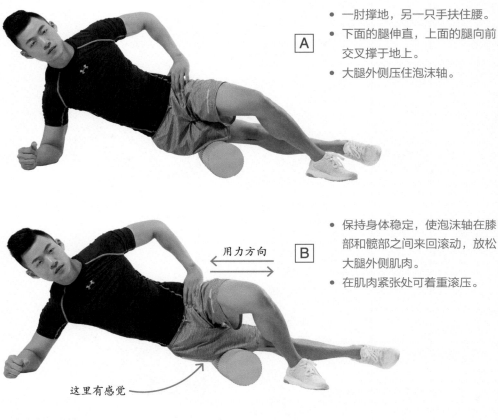

- 一肘撑地，另一只手扶住腰。
- 下面的腿伸直，上面的腿向前交叉撑于地上。
- 大腿外侧压住泡沫轴。

- 保持身体稳定，使泡沫轴在膝部和髋部之间来回滚动，放松大腿外侧肌肉。
- 在肌肉紧张处可着重滚压。

用力方向

这里有感觉

加强版

将双腿并拢压在泡沫轴上进行滚压。

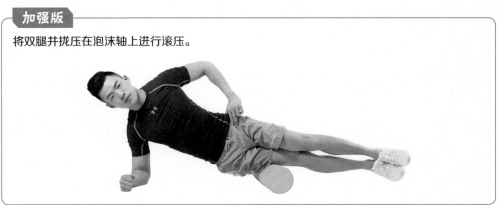

泡沫轴放松 | 大腿后侧放松

目标部位
腘绳肌

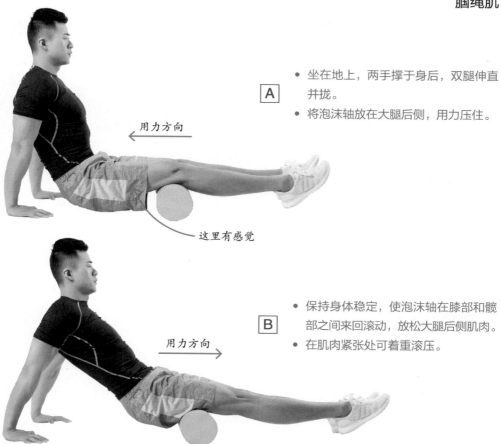

用力方向

A

这里有感觉

- 坐在地上，两手撑于身后，双腿伸直并拢。
- 将泡沫轴放在大腿后侧，用力压住。

用力方向

B

- 保持身体稳定，使泡沫轴在膝部和髋部之间来回滚动，放松大腿后侧肌肉。
- 在肌肉紧张处可着重滚压。

加强版

将双腿交叠在一起进行放松。

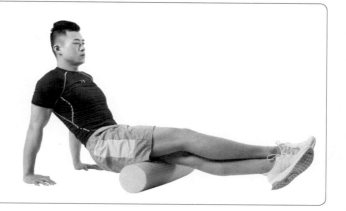

泡沫轴放松 | 大腿内侧放松

目标部位
股薄肌
耻骨肌
长收肌
短收肌
大收肌

A
- 两肘撑地，两腿分开，将泡沫轴斜向45度置于一条大腿内侧的下方，并用力压住。

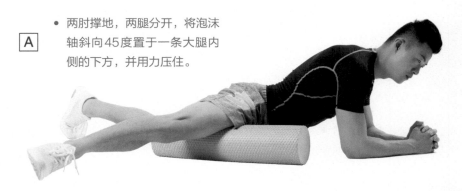

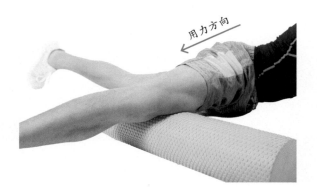

用力方向

B
- 保持身体稳定，使泡沫轴沿大腿内侧来回滚动，放松此处的肌肉。
- 在肌肉紧张处可着重滚压。

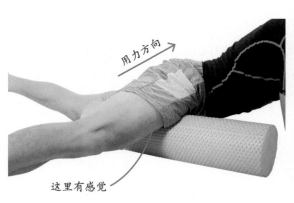

用力方向

这里有感觉

泡沫轴放松 | 小腿跟腱放松

目标部位
小腿跟腱

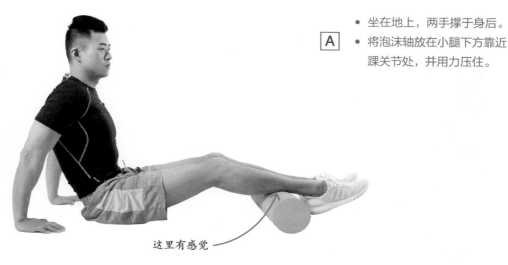

A
- 坐在地上，两手撑于身后。
- 将泡沫轴放在小腿下方靠近踝关节处，并用力压住。

这里有感觉

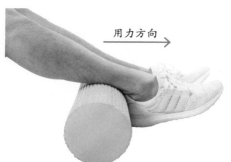

用力方向 →

B
- 保持身体稳定，使泡沫轴在小腿跟腱处来回滚动。
- 在肌肉紧张处可着重滚压。

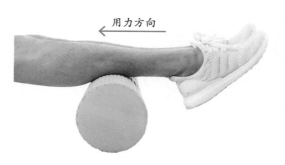

← 用力方向

加强版

将双腿交叠在一起进行放松。

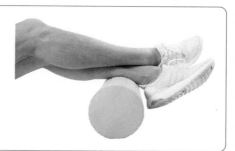

45

泡沫轴放松 | 小腿后侧放松

目标部位
腓肠肌
比目鱼肌

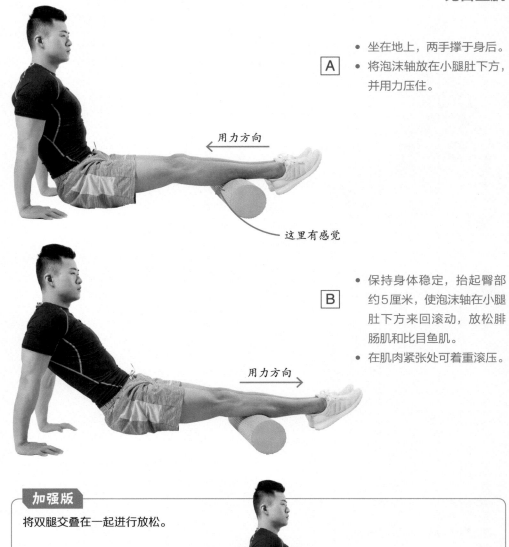

A
- 坐在地上，两手撑于身后。
- 将泡沫轴放在小腿肚下方，并用力压住。

用力方向

这里有感觉

B
- 保持身体稳定，抬起臀部约5厘米，使泡沫轴在小腿肚下方来回滚动，放松腓肠肌和比目鱼肌。
- 在肌肉紧张处可着重滚压。

用力方向

加强版

将双腿交叠在一起进行放松。

泡沫轴放松 │ 小腿前外侧放松

目标部位
胫骨前肌

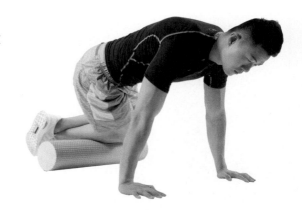

A
- 双膝跪地，双手撑地。
- 双腿交叠在一起，将泡沫轴放在一侧小腿外侧，并用力压住。

B
- 保持身体稳定，使泡沫轴沿着小腿外侧来回滚动，放松小腿前外侧肌肉。
- 在肌肉紧张处可着重滚压。

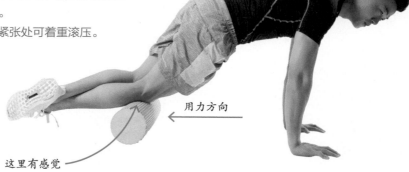

用力方向

这里有感觉

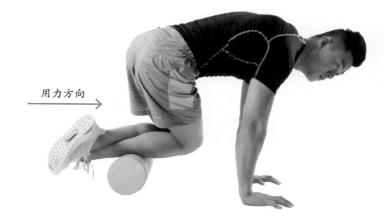

用力方向

47

泡沫轴放松｜臀部放松

目标部位
臀大肌

- 坐在地上，两手撑于身后，屈膝，双脚平放在地上。
- A 将一条腿抬起搭在另一条腿的膝部上方，并在该侧臀部下方放置泡沫轴，用力压住。

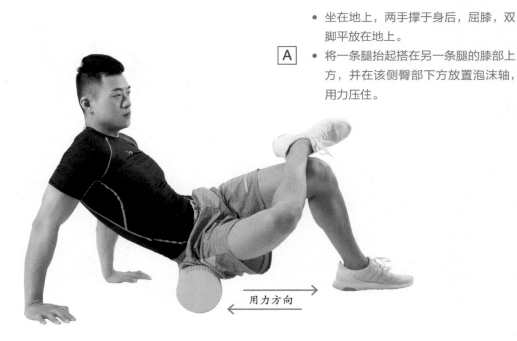

用力方向

- 保持身体稳定，使泡沫轴滚动按压臀部。
- B 在肌肉紧张处可着重滚压。

这里有感觉

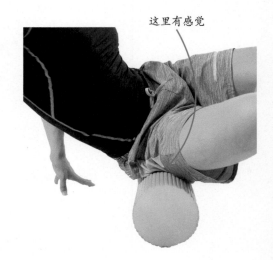

泡沫轴放松 | 腰部放松

目标部位
腰部肌群

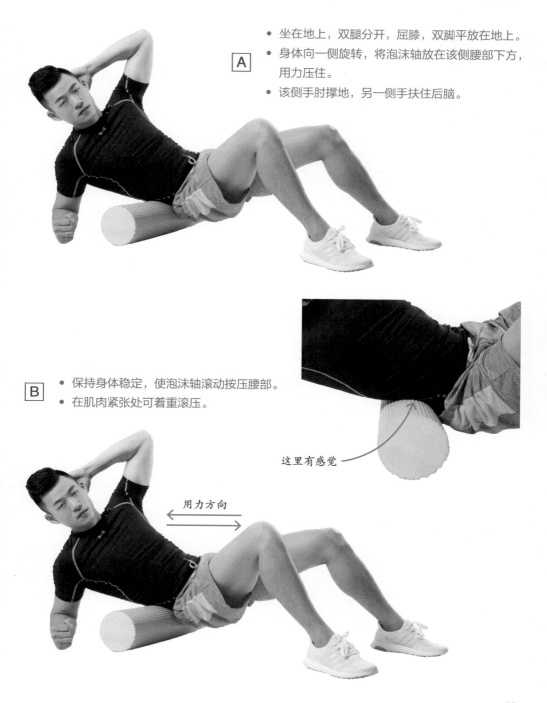

A

- 坐在地上，双腿分开，屈膝，双脚平放在地上。
- 身体向一侧旋转，将泡沫轴放在该侧腰部下方，用力压住。
- 该侧手肘撑地，另一侧手扶住后脑。

B

- 保持身体稳定，使泡沫轴滚动按压腰部。
- 在肌肉紧张处可着重滚压。

这里有感觉

用力方向

49

泡沫轴放松 | 上背部放松

目标部位
背阔肌
斜方肌
菱形肌

A
- 将泡沫轴放在地上，以双肩躺在上面，把泡沫轴用力压在肩胛骨下方。双手抱于脑后，屈膝，双脚平放在地上。

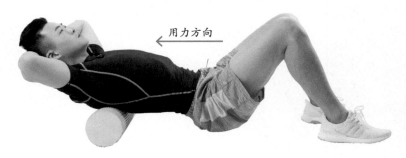

用力方向

B
- 保持身体稳定，使泡沫轴在上肩部和肩胛骨下部之间来回滚动，放松上背部肌肉。
- 在肌肉紧张处可着重滚压。

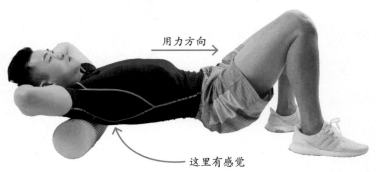

用力方向

这里有感觉

变式

也可以把身体略微侧向一边，按压侧背部。

泡沫轴放松 | 颈部放松

A
- 仰卧，将泡沫轴枕于颈后。

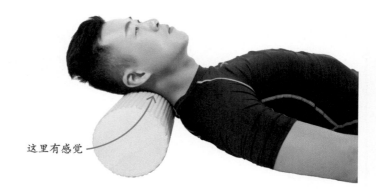

这里有感觉

B
- 用力压住泡沫轴，左右转动头部。
- 注意感受两侧的酸痛感。

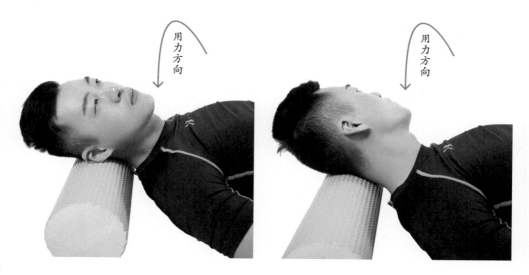

用力方向

用力方向

木棍放松 │ 足底放松

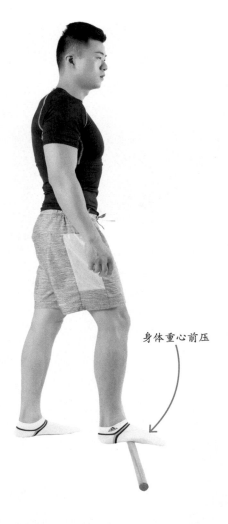

身体重心前压

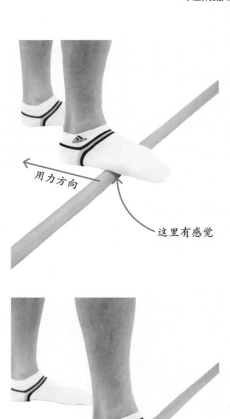

用力方向

这里有感觉

用力方向

- 一只脚踩住木棍。
- 身体重心向前压。
- 前后滚动木棍，按摩足底。

手法放松 | 滚小球

目标部位
颈部肌群

- 使用高尔夫球或放松球。
- 沿着箭头的方向（即斜角肌的肌肉走向）滚动小球，进行按揉。
- 左右两侧各做4组，每组按揉30秒。

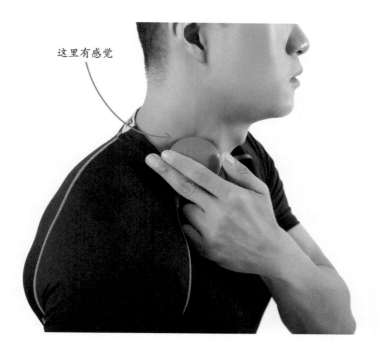

这里有感觉

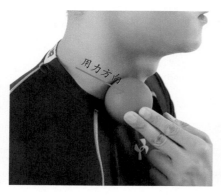

用力方向

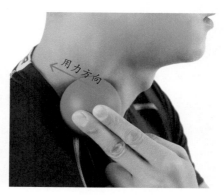

用力方向

三　常见的泡沫轴使用问题

看完泡沫轴放松训练的流程和方法，是不是对这项训练清楚了一些？但还是要提醒一下大家，不要犯以下几个错误。

错误1：**不按压就开始滚动**

并不是拿到泡沫轴后就直接开始滚动使用，在用泡沫轴滚动之前需要对目标肌肉进行按压，否则使用效果会大打折扣。在正式进行滚动之前，先用自身的重量，压在泡沫轴上，通过泡沫轴上的凸点按压肌肉。如果是更小的肌肉范围，用高尔夫球或网球、按摩球等按压放松。一般在按压30~90秒之后再使用泡沫轴进行滚动放松。

错误2：**使用泡沫轴超过20分钟**

不建议使用泡沫轴滚动按压超过20分钟。如果你在高强度的训练之后感到肌肉紧张，并且在使用泡沫轴滚动一段时间后还没能感觉到肌肉得到了放松，这时你需要格外注意，可能是更深层的肌肉产生了问题，应当及早就医查看身体情况。毕竟撸铁是为了强身健体，如果因为训练受伤从而导致更严重的问题，那就得不偿失了。正常的肌肉放松应该是按压滚动30~90秒为一组，每个肌肉群最多进行3组的按压，每组之间记得进行10秒左右的拉伸练习。

错误3：**用太硬的泡沫轴**

学会使用泡沫轴是一个循序渐进的过程，一开始不推荐选择硬的泡沫轴。选择泡沫轴时，原则是适合自己就行。如果你是使用泡沫轴的新手，非常硬、带棱纹的泡沫轴会给肌肉造成过多的压力，应该先从一个表面光滑、较软的泡沫轴入手。当你的肌肉组织习惯泡沫轴带来的压力后，你可以更换硬一些的泡沫轴。不同的肌肉位置，也需要选择不同的硬度，比如背部肌肉需要选择较轻柔的泡沫轴，而腿部肌肉则可以考虑强度大的泡沫轴。使用合适的泡沫轴能够避免造成不必要的疼痛或淤青。

错误4：**用泡沫轴滚动本来就有伤痛的部位**

相比于背部而言，人的腰部更加脆弱，而对于本身腰部或背部有轻微病痛的人来说，使用泡沫轴按摩，不仅无法减轻疼痛，还有可能加剧病痛。在使用泡沫轴之前，应该首先了解自己的身体哪一个部位需要使用泡沫轴滚压。如果你的腰部长期疼痛，很可能问题不出在腰部，而是下肢的某个点，比如臀部、腘绳肌。你应该针对这些肌肉做一些拉伸运动，并用泡沫轴按摩。

错误5：一开始就用双脚腾空的姿势滚动放松髂胫束

大多数刚开始接触使用泡沫轴的人，一开始在放松髂胫束时都是双脚腾空的。髂胫束是包裹大腿侧面的深筋膜——"阔筋膜"的。在用泡沫轴进行侧面滚动按压的时候，如果双腿并拢腾空，会导致重量过大从而变成用髋部的骨头来挤压肌肉，长时间用这个姿势，会对大腿肌群产生极大的伤害，会非常疼。

放松髂胫束的正确姿势应该是把另一只脚放在地上分担重量，可以再支起你的手肘减轻泡沫轴对身体的压力，调整泡沫轴滚动按压的力度。

错误6：滚膝关节

使用泡沫轴滚动放松腿部的时候，有的人会偷懒，在从小腿肌肉切换到滚动大腿肌肉时直接就让膝关节滚过泡沫轴，甚至有人会顺便在膝关节上也滚两下。这是绝对错误的动作。膝关节是我们人体组织非常复杂的部分，是大关节，而且有着非常密集的软骨组织。长期让自己的膝关节遭受不必要的额外压力，会导致膝关节损伤和疼痛。

所以，在使用泡沫轴放松腿部的时候注意避开膝关节，平时只需要用手按揉膝关节周边的肌肉群就可以达到放松的效果了。

错误7：试图用泡沫轴治疗损伤

有的人认为肌肉拉伤的疼痛感可以使用泡沫轴滚动放松来缓解恢复，但事实上这么做只会让受伤的肌肉组织加大损伤，变得更加疼痛。要明白，泡沫轴只是放松肌肉使用的辅助工具，并不具有治疗伤痛的功能。

错误8：只有跑步后才用泡沫轴

肌肉紧张并不都是运动造成的。当久坐不动的时候，也会让你的肌肉感觉紧绷。当你扭动脖子或是简单地抬动手臂时，会感觉到背部肌肉的酸痛，这样的情况我们也可以使用泡沫轴进行按压。

好了，说了那么多，不如赶紧试试。总之，人体肌肉群容易紧张，需要多关注、多放松它们。长此以往，我们的体态和精神状态都会有好的改观。

第二节　拉伸训练

拉伸是健身运动的一部分，通过拉伸运动，能降低身体受伤的可能性，还能让你的肌肉和关节配合更加灵活。拉伸分为主动拉伸和被动拉伸。

主动拉伸，顾名思义是通过人的主观意识控制肌肉进行收缩和拉伸，不需要使用其他的外力让肌肉保持某一种状态。主动拉伸可以锻炼肌肉收缩力量，增强做动作时的柔韧性。

被动拉伸，就是让外力帮助自己的肢体处于一种拉伸的状态。作为一种缓慢放松的拉伸形式，可以帮助我们缓解运动之后肌肉的兴奋度，还能降低神经系统的紧张度。所以说，训练之后进行被动拉伸是对身体和心灵的同时放松。

一　了解拉伸及拉伸的益处

可以很明确地告诉大家，拉伸运动也是能够帮助我们减脂的。长期进行拉伸运动，能够有效改善身体柔韧性。柔韧性也是我们身体的综合性训练的指标之一，相信大家在学生时期的体测中都做过坐位体前屈的测试，相比于心肺功能（肺活量）、肌肉爆发力和肌耐力等身体指标，人们通常并不会特别在意身体柔韧性。如果大家都能知道柔韧性能够有效地帮助减脂塑形，或许会更重视柔韧性的锻炼。要知道柔韧性并不是专属于舞蹈演员和体操运动员的，通过训练你也能拥有他们那样的优雅体态。

一名优秀的运动员，需要每一项身体能力都非常出色，就算是拳击这样十分注重速度、力量和爆发力的运动，运动员也需要锻炼闪避移动的能力，并不只是有蛮力就能赢得比赛。减脂也是同样的道理，需要多方面的综合能力，提升我们的整体运动能力，自然而然，减脂效果就会变得越来越出众。而拉伸就是通过提高我们的柔韧性，从而提升动作的标准度，达到更好的减脂效果的。虽然拉伸运动并不能直接加快脂肪的燃烧，但是通过拉伸训练，人的身体柔韧性变好，在做动作时标准度和完成度都会有效得到提高，那么训练效果就会成倍增加。动作标准能够募集到更多的肌肉，越多的肌肉参与运动，消耗的能量就越多，热量缺口越大，减脂效果自然就会增加。所以说，拉伸运动能够帮助我们减肥。

在上体育课之前，体育老师经常带着学生扭扭脖子、压压腿，目的就是防止受伤。拉伸运动的另一个效果就是能有效地降低受伤的概率。好的运动习惯是需要养成的。在减脂过程中，我们需要建立起自己的运动周期，毕竟肉都是自己一口一口吃出来的，想要一下子全部减掉并不现实。对于一个身体健康的人来说，一个减脂运动周期是12周左右。如果是体重基数较大的人群，会有一段时间体重变化不明显，但是一旦突破了这个平台期，接下来的12周你又能看到自己的体重蹭蹭往下掉。但是运动减肥最怕两种情况——生病和受伤。许多人都是在没有正确指导下盲目调整饮食，导致身体摄取的营养素不够，抵抗力下降。虽然这一段时间你会很开心地看到自己体重数字下降很快，不过一旦生病，停止了运动，通过食物补充营养，等你病养好了，你的体重也就回来了。大部分人在这个时候就会心灰意冷，放弃继续减肥的念头。另外一种导致你减肥计划失败的情况，就是受伤。大家都知道跑步能减肥，自从下定决心要减肥，学校的操场、小区楼下的花园和健身房的跑步机上都能看到你辛勤跑步的身影，如果不注意拉伸放松，你的膝盖很快就会罢工，你也不得不停止自己的减肥计划了。

拉伸运动提高我们的柔韧性，身体关节的活动度就会加强，同时促进分泌滑膜液保护我们的关节。关节活动范围增加了，受伤概率就会减小，这才是运动减脂的根本保证。

很多女性怕健身把自己的四肢练得粗壮，在我们亚洲人看来，还是觉得大长腿细胳膊好看。其实相对于男同胞们，女性朋友想要练出肌肉是一个比较困难的过程，而且学会做正确的拉伸动作，也能帮助塑形，让我们的体态变得挺拔修长。拉伸训练通过刺激肌肉，加快供血供氧放松肌肉，柔韧性也会越来越好。大多数女性减肥的目的就是让自己拥有好身材，穿什么衣服都好看，而不是单纯地看见体重数字往下掉，身边的朋友们却一点都看不出来自己的改变。现代女性很多都因为职业的需要长期穿着高跟鞋，这会导致小腿越来越发达，变成了肌肉型小粗腿，这确实不好看。所以，就算不锻炼，在空余的休息时间，经常做一些肌肉拉伸动作还是能帮助我们改善腿形的。

我们进行的所有训练，不论是有氧的还是无氧的，都会让我们增加肌肉量，也就是增加肌肉围度。如果不进行拉伸缓解，训练区域就会变粗变壮，特别是女性，在进行跑步、椭圆机这类的腿部有氧运动过后不及时进行拉伸放松的话，肌肉会保持充血状态，导致肌肉更容易结团，这样腿形就变得不好看了。但是，拉伸动作并不是起到阻止增加肌肉的作用。以腿部肌肉为例，拉伸的作用就是尽量让它们按照你的想法去变细变长，而不是变宽变粗。不过训练也是分阶段性的，只有长期地坚持下去，效果才会越来越明显。不要一看到腿部有一点点变粗就停止锻炼，多用泡沫轴进行滚动放松，并配合拉伸动作。

拉伸对于身体柔韧性的帮助可不止一星半点，而且好的柔韧性也可以提高人体肌肉的弹性，日常弯腰系鞋带都会变得更加轻松。不过拉伸运动说起来轻松，并不是仅仅运动后的简单拉几分钟，这样做是没有效果的。真正有效的拉伸训练都是有系统性的，往往都是持续了几周甚至几个月才能提高身体的柔韧性。每次进行拉伸训练最好都能持续10分钟以上。随着健身水平的发展，国外的健身知识被逐渐引入国内，而拉伸课程和拉伸书籍也受到人们的重视，甚至很多健身工作室都专门开设了拉伸课程。瑜伽和普拉提，对于身体柔韧性确实有很大的帮助，在大多数人的印象中，练瑜伽的人身体都很柔软。不过与真正的拉伸训练相比，瑜伽和普拉提还是有区别的：瑜伽更多是强调身心平静，还有与外界环境的平衡；普拉提则是鼓励多控制肌肉，精确地控制进行训练。

随着柔韧性的提升，人体的力量和耐力也会提高。拉伸训练的过程跟力量训练程序是一样的，都需要一个循序渐进的过程。当你的身体能够接受长时间高负荷的拉伸训练动作，证明你的柔韧性也有了质的飞跃。

拉伸除了增加柔韧性，还能有效地缓解肌肉酸痛和身体疲劳。通过拉伸肌肉的组织，减少肌肉的紧张程度，促进血液循环，这样会减轻肌肉的酸痛感。其实人体的拉伸习惯是与生俱来的，比如起床时的一个懒腰会让你舒服不少；在电脑前坐久了也会下意识抬抬手臂、扭扭脖子。这些都是你的大脑在告诉你，你的肌肉紧张了，需要拉伸放松一下。

坚持每天多做拉伸运动，能够增加关节的灵活性，这一点是非常好理解的。例如游泳运动员的赛前热身，他们会快速且大范围地进行以肩部为轴心的动态拉伸运动，模仿在水中蝶泳的手臂动作，加大肩部关节的活动范围，这样比赛也能获得更好的成绩。

拉伸还能改善很多不良的身体表象问题，比如高低肩、长短腿、骨盆前倾和骨盆后倾等。长期的不良站姿和坐姿，会引起肌群不平衡，身体的姿态问题很快就会被人看出来。有的训练痕迹很明显的教练，也会有驼背的现象，这是由于背部肌肉张力和收缩不平衡导致的现象，一般他们的解决方式就是拉伸紧缩的胸部肌肉，还有上斜方肌以及斜角肌。正确的矫正体态的方式都是通过拉伸和力量训练混合进行的。

前面讲解泡沫轴时说过，训练流程是泡沫轴－拉伸－训练－泡沫轴－拉伸。在进行跑步、游泳等有氧运动前需要进行热身，用动态拉伸帮助你的身体做好准备，拉伸就好比是给肌肉一个接下来他们就要工作的信号。结束运动后用拉伸动作平静身体的激烈运动状态，放松紧张的肌肉部位。如果在运动后不拉伸放松，肌肉一直处于一个紧张的状态，只会造成更多的酸痛。

三　拉伸训练的流程和方法

下面为大家梳理出拉伸流程和方法，即使你近期没有训练安排或减脂计划，也可以每天坚持做下面的拉伸练习，它们对身体的各个部位有很好的帮助，让你感到身体更加舒适，预防和缓解因久坐而导致的身体僵硬和疼痛。

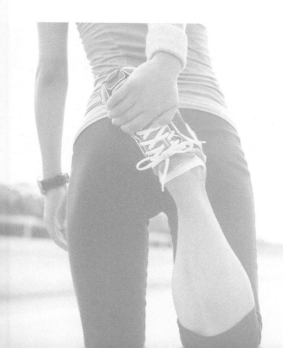

拉伸 | 颈部拉伸

目标部位
胸锁乳突肌
斜方肌

这里有感觉

用力方向

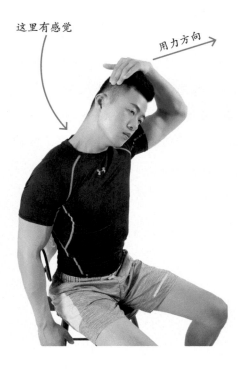

A

- 坐直，一只手握住座椅，另一只手屈臂拉住头部，将头部轻轻下拉，使耳朵靠近肩部。
- 保持30~60秒，左右各做4组。

B

- 坐直，一只手握住座椅，另一只手屈臂拉住头部，将下巴最大限度朝斜下角腋窝处牵引。
- 保持30~60秒，左右各做4组。

这里有感觉

用力方向

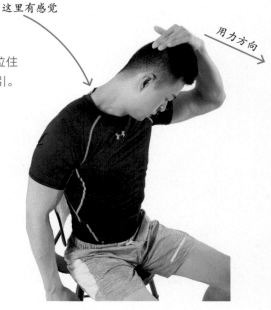

拉伸 | 肩部拉伸

目标部位
肩部肌群

A

- 身体向一侧侧躺，该侧腿伸直，另一侧脚踩地，骨盆尽量向前。
- 在头下放置一个瑜伽砖，将支撑腿同侧的手臂伸向体后。

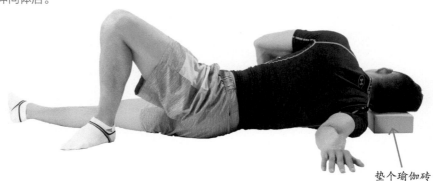

垫个瑜伽砖

B

- 收缩肩胛骨。
- 保持拉伸感30秒，左右各做4组。

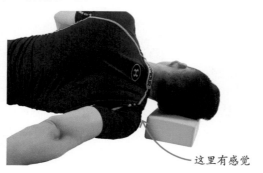

这里有感觉

加强版

也可以双手向后伸直，两手紧握，获得更大的拉伸感。

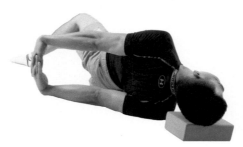

拉伸 | 腹部拉伸

目标部位
腹直肌
腹横肌

- 平躺在地上，双脚自然分开，双手向上举过头顶。
- 双手和双脚向两头延展。
- 保持30秒，做4组。

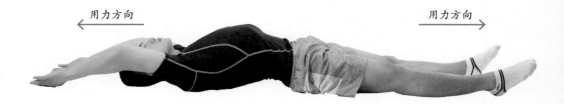

用力方向 ← 　　　　　　　　　　→ 用力方向

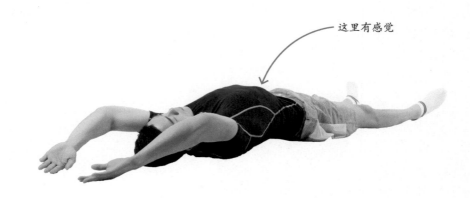

这里有感觉

拉伸 | 髋部肌肉拉伸

目标部位
髋关节屈肌

- 单膝跪地，一脚在前支撑，双手置于两侧髋部。
- 身体向前倾。
- 保持30秒，做4组。

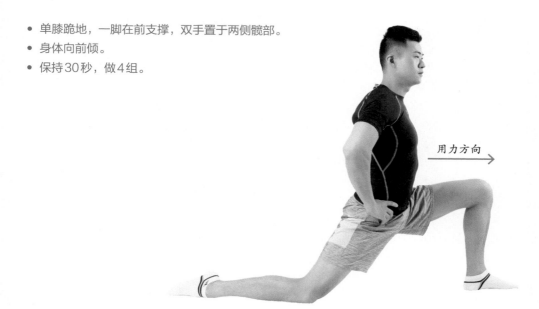

用力方向 →

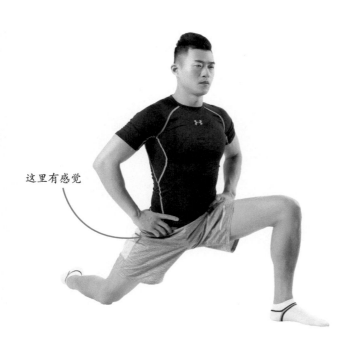

这里有感觉

拉伸 | 髂腰肌拉伸

目标部位
髂腰肌

- 单膝跪地，一脚在前支撑，且该侧的膝关节向前压。
- 身体挺直，向上抬起跪地膝关节侧的手臂。
- 然后向对侧微侧倾，旋转上身。
- 保持30秒，每侧各做4组。

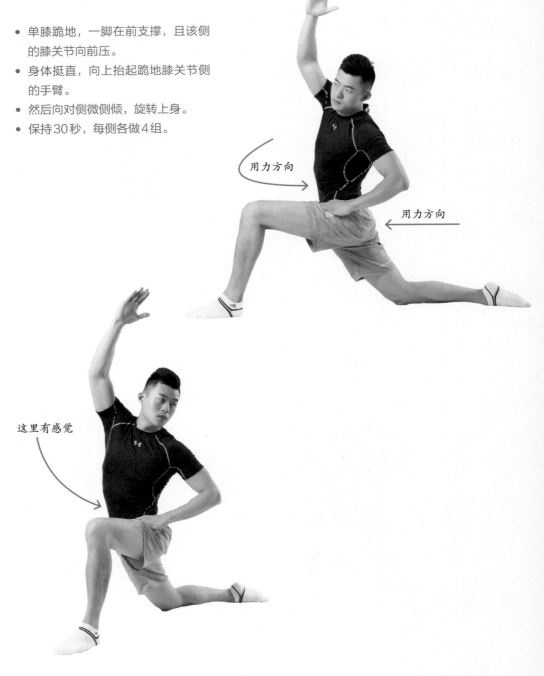

用力方向

用力方向

这里有感觉

拉伸 | 臀部拉伸

目标部位
臀肌
梨状肌

- 面朝上躺在地上，双腿弯曲。将一条腿搭在另一条腿膝部上方。
- 双手环抱地上那条腿的小腿前侧，将其拉向胸部。
- 保持30秒，每侧各做4组。

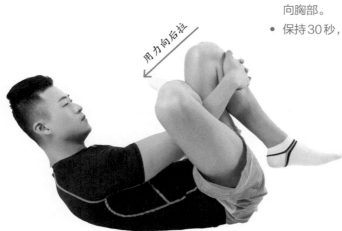

用力向后拉

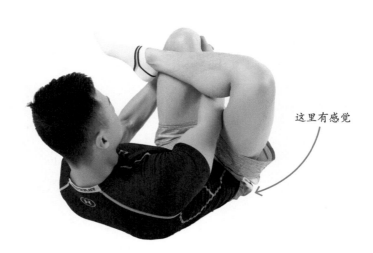

这里有感觉

拉伸 | 臀部拉伸 – 鸽子式

目标部位
臀肌
梨状肌

- 双膝跪地，臀部坐在双脚脚后跟上，手臂在身体两侧撑地，脚背贴地。
- 将一条腿向后伸直，两腿平行。
- 双臂向前移至身体前方，手掌撑地。
- 身体尽量向下压，保持30秒。每侧各做4组。

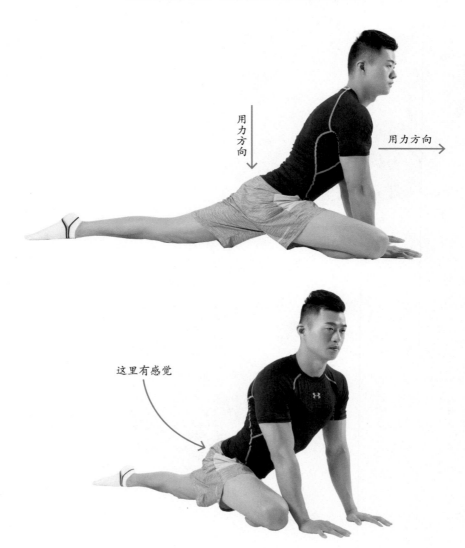

用力方向

用力方向

这里有感觉

拉伸 | **大腿前侧拉伸**

目标部位
股四头肌

- 双脚并拢站立，弯曲一条腿的膝关节，对侧手抓住该侧的前脚掌，将脚后跟拉向臀部。
- 另一只手可扶住体前的物体以保持身体平衡。
- 拉伸30秒，做4组。

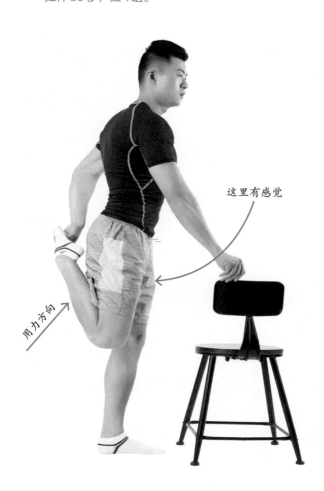

这里有感觉

用力方向

拉伸 | **大腿前侧拉伸加强版**

**目标部位
股四头肌**

- 单膝跪地，一条腿向前踩住地面，保持身体稳定。
- 另一侧手撑地，挺胸，用对侧手拉住后脚向上弯曲腿，让脚后跟碰到臀部，向前挺髋。

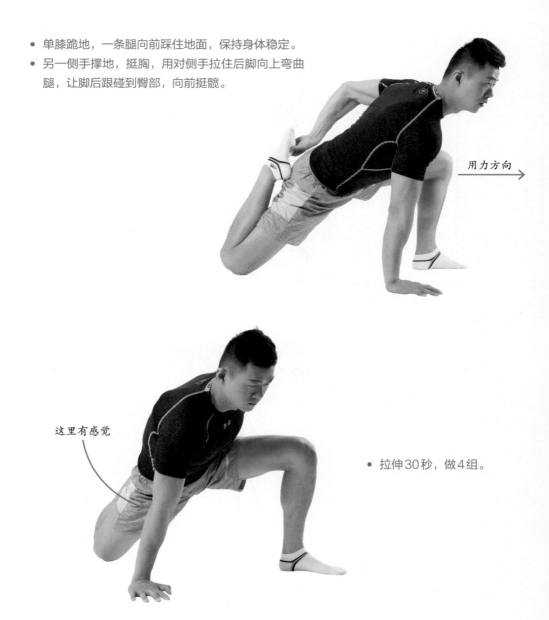

用力方向 →

这里有感觉

- 拉伸30秒，做4组。

拉伸 | 大腿后侧拉伸 −1

目标部位
腘绳肌

- 站立，前屈使手掌贴地，弯曲膝关节，指尖向前，脚尖向前，脚后跟抬起。
- 呼气，用腹部和大腿力量，伸直膝关节让脚后跟贴地，手臂用力推地板。

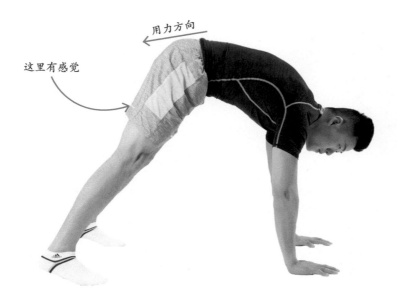

用力方向

这里有感觉

加强版

- 站立，前屈使双手抓住脚踝，或者让脚趾压住手指。
- 保持30秒，做4组。

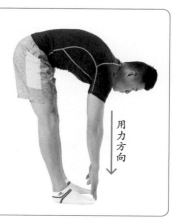

用力方向

拉伸 | **大腿后侧拉伸 -2**

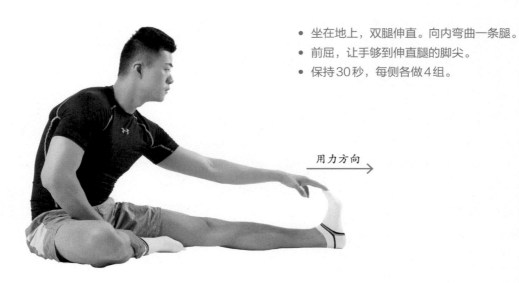

- 坐在地上，双腿伸直。向内弯曲一条腿。
- 前屈，让手够到伸直腿的脚尖。
- 保持30秒，每侧各做4组。

用力方向 →

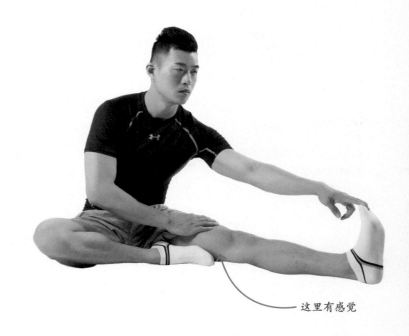

这里有感觉

拉伸 ｜ 大腿内侧拉伸

目标部位
长收肌
大收肌
短收肌
股薄肌

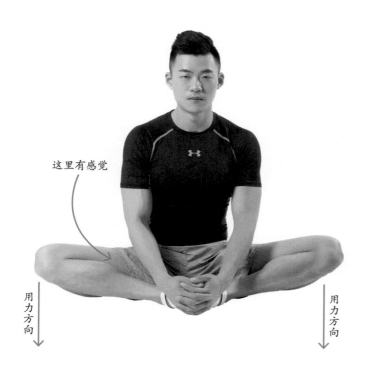

这里有感觉

用力方向

用力方向

- 坐在地上，双脚脚掌相对，两手抓住双脚。
- 身体前倾，两腿向下压。
- 保持30秒，做4组。

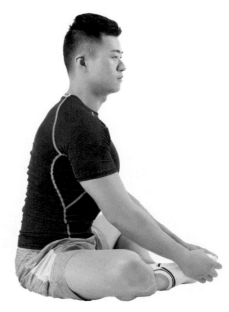

拉伸 | 大腿外侧拉伸

目标部位
股四头肌
髂腰肌
阔筋膜张肌

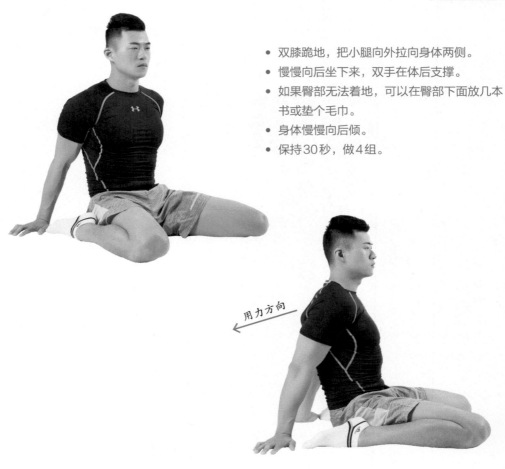

- 双膝跪地，把小腿向外拉向身体两侧。
- 慢慢向后坐下来，双手在体后支撑。
- 如果臀部无法着地，可以在臀部下面放几本书或垫个毛巾。
- 身体慢慢向后倾。
- 保持30秒，做4组。

用力方向

加强版

在这个动作的基础上，上肢向后躺在地上，双手举过头顶，平放在地上。

用力方向

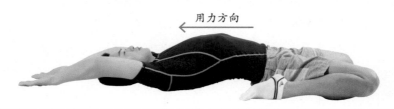

拉伸 | 小腿拉伸

目标部位
腓肠肌
比目鱼肌

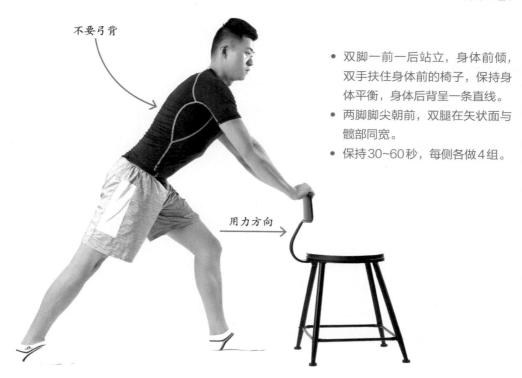

不要弓背

用力方向

- 双脚一前一后站立，身体前倾，双手扶住身体前的椅子，保持身体平衡，身体后背呈一条直线。
- 两脚脚尖朝前，双腿在矢状面与髋部同宽。
- 保持30~60秒，每侧各做4组。

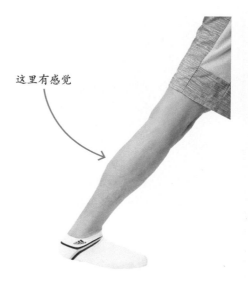

这里有感觉

第三节　肌肉训练

本节介绍一些方便大家在家里或办公室进行减脂塑形、全面训练肌肉的小工具，以及肌肉训练的流程和方法。

一　好用的减肥小工具

1. 体重秤和皮尺

如果想减肥或保持身材，这两样工具都是必备品。每天早晨固定一个时间空腹量体重、量围度，可以警醒自己要保持身材，同时也能帮助建立可视化的目标。现在的体重秤可以测体脂，虽然不一定很准确，但是作为衡量身体变化的标准也是不错的选择。

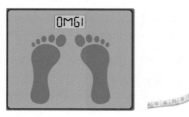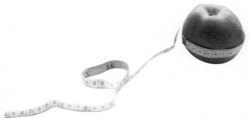

2. 镜子

既然减肥是为了更好看，那每天照镜子观察自己的体形是少不了的。减肥期间，看着自己的身形越变越好，更会增加自己减肥的信心。

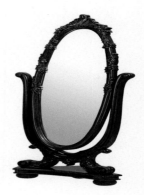

3. 瑜伽垫和泡沫轴

不论你选择哪种运动类型，一个舒适的瑜伽垫是少不了的。因为拉伸、泡沫轴松解是我们必须要做的。这两项可以帮助我们加快代谢，塑造更好的肌肉形态，同时还能缓解身体酸痛，让身体不那么僵硬。新手可以选择6~8毫米厚度的瑜伽垫，根据自己的忍痛能力来选择泡沫轴。狼牙棒和筋膜球是深层放松的工具。不过一般来讲，选择带凸点的硬式狼牙棒就足够了。

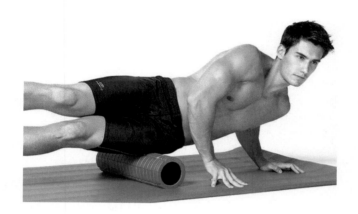

4. 哑铃

哑铃是经典的自由力量训练器械。注意选择适合自己的重量，偶尔也挑战一下更重的哑铃，以刺激我们的肌肉，帮助我们进步。

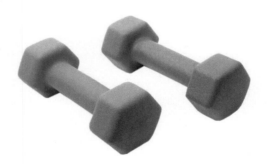

5. 弹力带

弹力带是乳胶制品，能够辅助我们进行一些动作的训练，提升我们的肌肉力量、身体灵活性和身体的活动能力，帮助训练多种肌肉群，提高运动表现。

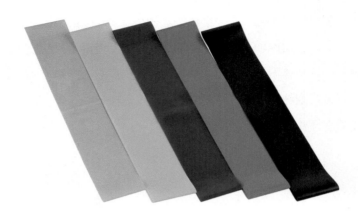

6. 瑜伽球

瑜伽球是用来辅助动作的球形工具，通常也被称为健身球或瑞士球。平时使用瑜伽球的训练动作多利用身体自重。瑜伽球能够均匀地接触人体部位，产生按摩的效果，促进人体的血液循环。瑜伽球的训练动作以训练核心肌群、腰背部为主。练习时配合正确的呼吸方式和节奏，进行按压和拉伸，可以达到放松、按摩人体的效果，也能减轻精神方面的压力。

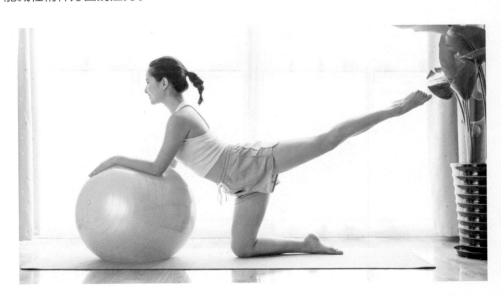

7. 瑜伽砖

瑜伽砖作为初级瑜伽练习者的辅助工具，能够起到帮助调整身体姿势、精准地进行练习的作用。瑜伽砖的使用方式也非常灵活，身体的不同部位都可以使用它帮助支持，避免初学者使用错误的动作导致肌肉紧张或关节受伤。

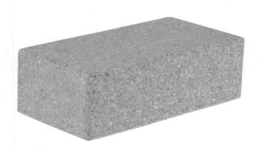

三 肌肉训练的流程和方法

讲完需要的辅助小工具，你还需要一个完整的肌肉训练流程方案。前文已经讲解了泡沫轴和拉伸的好处以及方法和流程。同样，肌肉训练也可以遵循一个好的流程。人体有600多块肌肉，我们当然不需要训练那么多肌肉。我给大家提供的方法简单且实用。把身体分成7大部位，分别是胸、背、肩、腿、肱二头肌、肱三头肌和腹部。

在训练的初期，新手从每一个部位选择一个动作来刺激肌肉就可以，也就是说，我们是在做全身训练。新手只需要7个动作便能解决。下面我会列出各个部位的具体训练示范，然后根据你的不同的训练需求，提供相应的训练方案。我们先来看看动作，看完训练动作，大家可以试着做做看。刚开始动作是否标准不重要，重要的是尝试找到肌肉发力的感觉，即先找到正确部位的发力感觉，然后再考虑动作的细节。

胸部 | 俯卧撑

目标部位
胸肌
肱三头肌

A
- 四肢着地支撑，双手放在地上，距离稍大于肩宽，前臂与上臂呈90度。身体从头到脚呈一条直线。

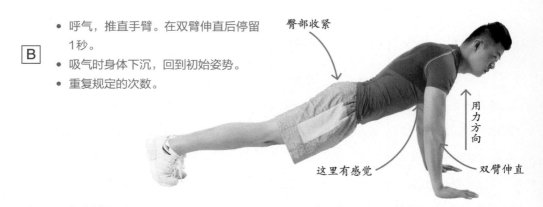

双腿伸直

腰部不要塌下

90度

核心收紧

双脚并拢

B
- 呼气，推直手臂。在双臂伸直后停留1秒。
- 吸气时身体下沉，回到初始姿势。
- 重复规定的次数。

臀部收紧

用力方向

这里有感觉

双臂伸直

加强版和简易版

可以将一条腿屈膝抬起来加强难度；也可以采用双膝触地、双脚交叠的跪姿来降低难度。

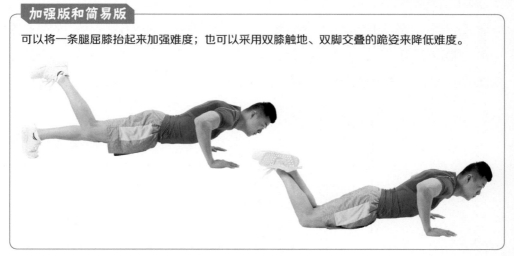

胸部 | 上斜哑铃飞鸟

目标部位
胸大肌
三角肌前束
肱三头肌

A
- 斜靠在瑜伽球上，身体与地面呈30~45度。
- 两腿分开，踩在地板上稳定身体。
- 双手各握一只哑铃，把手臂打开至上臂紧贴瑜伽球，肘部微屈，掌心相对。
- 挺胸，收腹，下巴内收。

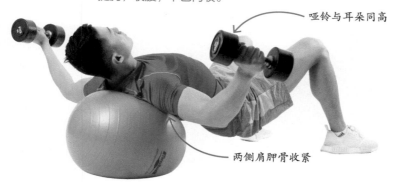

哑铃与耳朵同高

两侧肩胛骨收紧

B
- 肘关节角度不变，呼气，双臂向胸前靠拢，夹紧胸大肌。至哑铃将要相碰时，停留1秒，然后下放哑铃至初始姿势。
- 重复规定的次数。

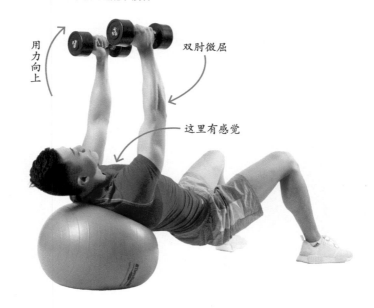

用力向上

双肘微屈

这里有感觉

胸部 ｜ 上斜哑铃卧推

目标部位
胸大肌
三角肌前束
肱三头肌

- 斜靠在瑜伽球上，身体与地面呈30~45度。
- 两腿分开，踩在地板上稳定身体。

A
- 双手各握一只哑铃，掌心向前，举至上胸部两侧，上臂紧贴瑜伽球。
- 挺胸，收腹，下巴内收。

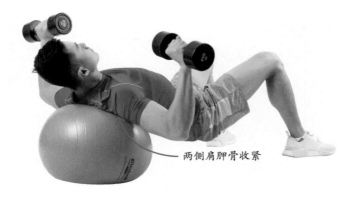

两侧肩胛骨收紧

B
- 呼气，向上推举哑铃至双臂伸直，但不要让哑铃相碰。停留1秒后下放哑铃至初始姿势。
- 重复规定的次数。

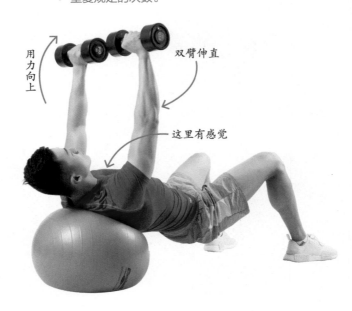

用力向上

双臂伸直

这里有感觉

胸部 | 平卧哑铃飞鸟

目标部位
胸大肌
三角肌前束
肱三头肌

A
- 双手各握一只哑铃，仰卧在地板上，双腿弯曲支撑身体。
- 掌心相对，肘部微屈，打开双臂至上臂贴于地面。
- 挺胸，收腹，下巴内收。

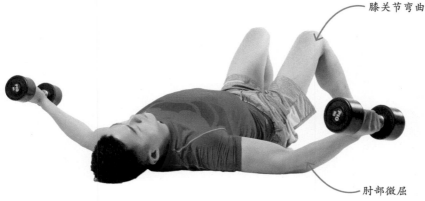

膝关节弯曲

肘部微屈

B
- 肘关节角度不变，呼气，双臂向胸前靠拢，夹紧胸大肌。至哑铃将要相碰时，停留1秒，然后下放哑铃至初始姿势。
- 重复规定的次数。

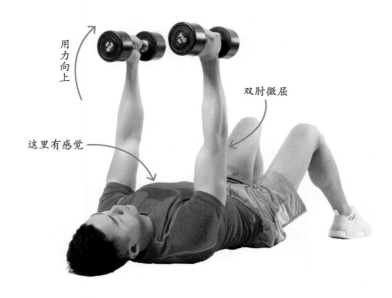

用力向上

双肘微屈

这里有感觉

胸部 | 平卧哑铃卧推

目标部位
胸大肌
三角肌前束
肱三头肌

A
- 双手各握一只哑铃，仰卧在地板上，双腿弯曲支撑身体。
- 掌心向前，上臂与前臂呈90度，且上臂位于地板上。
- 挺胸，收腹，下巴内收。

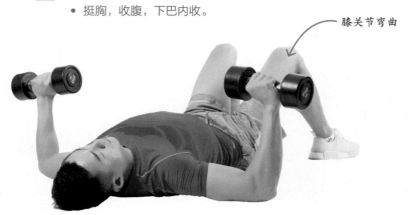

膝关节弯曲

B
- 呼气，向上推举哑铃至双臂伸直，但不要让哑铃相碰。
  停留1秒后下放哑铃至初始姿势。
- 重复规定的次数。

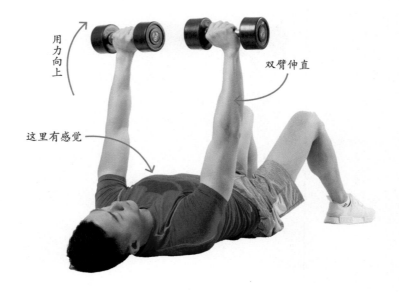

用力向上

双臂伸直

这里有感觉

胸部 | 哑铃直臂上抬

目标部位
胸大肌
前锯肌
背阔肌

A
- 背部压在瑜伽球上，双脚分开支撑身体。双手握一只哑铃，手臂向头部方向伸直。
- 挺胸，收腹。

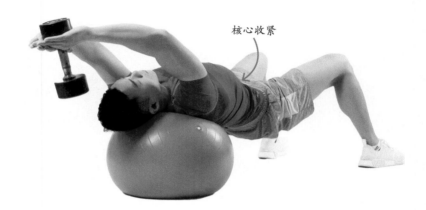

核心收紧

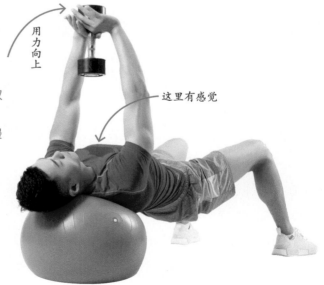

用力向上

这里有感觉

B
- 保持躯干不动，呼气，双臂将哑铃拉至胸部上方。
- 停留1秒后，吸气，慢慢放下哑铃，至初始姿势。
- 重复规定的次数。

背部 ｜ 背部抬起

目标部位
背阔肌
菱形肌
斜方肌

A
- 俯卧在地上，双脚分开，与髋同宽，脚尖撑地，两腿伸直。
- 双臂伸直紧贴在身体两侧。
- 下巴内收，上胸部悬空，与地面保持约一拳距离，并向上抬起双脚。

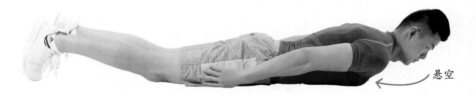

悬空

B
- 保持下半身的姿势不变，呼气时用力向上抬起上半身，收紧肩胛骨。
- 保持肩胛骨的收紧状态1秒，注意调整好呼吸，然后吸气时慢慢下放身体，至初始姿势。
- 重复规定的次数。

用力向上

这里有感觉

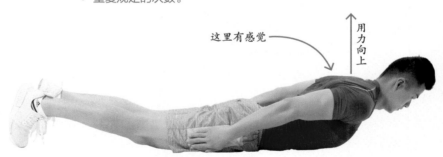

变式

也可以双臂呈"W"字形或"T"字形来练习。

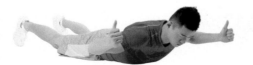

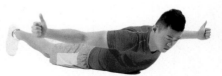

背部抬起W式　　　　　　　　背部抬起T式

背部 | 泳式

目标部位
背阔肌
菱形肌
斜方肌
臀肌

- 俯卧在地上，双脚分开，与髋同宽，脚尖撑地，两腿伸直，双臂向前伸直，下巴内收。
- 呼气时抬起双腿和双臂，感受背部和臀部的发力感。
- 停留1秒，吸气时慢慢放下至初始姿势。
- 重复规定的次数。

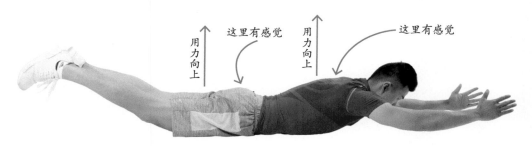

用力向上　这里有感觉　　用力向上　这里有感觉

变式

也可以交替抬起一侧手臂和对侧腿进行练习。

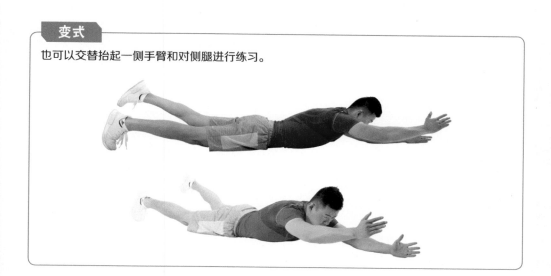

背部 │ 后置支撑

目标部位
背部肌群
核心肌群

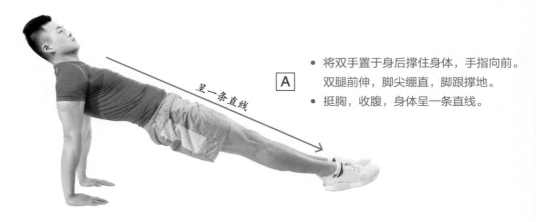

呈一条直线

A

- 将双手置于身后撑住身体，手指向前。双腿前伸，脚尖绷直，脚跟撑地。
- 挺胸，收腹，身体呈一条直线。

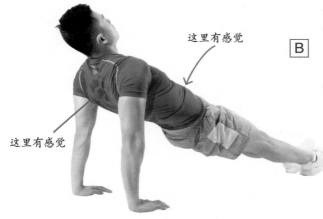

这里有感觉

这里有感觉

B

- 呼气时肩胛骨用力向后收紧。
- 保持肩胛骨的收紧状态1秒，注意调整好呼吸，然后吸气时慢慢收回肩胛骨。
- 重复规定的次数。

加强版

也可以在此基础上交替抬腿。

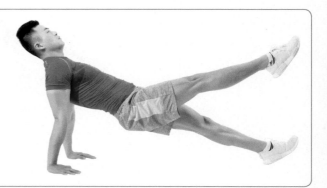

背部 │ 陆上畅游

目标部位
上背部肌群
核心肌群
肩部肌群
臀部肌群
腘绳肌

A
- 双膝和双手撑地，屈髋屈膝，双腿分开的距离与肩同宽，双臂伸直。
- 注意不要塌腰，不要弓背。

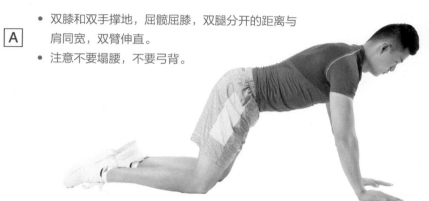

这里有感觉

这里有感觉

这里有感觉

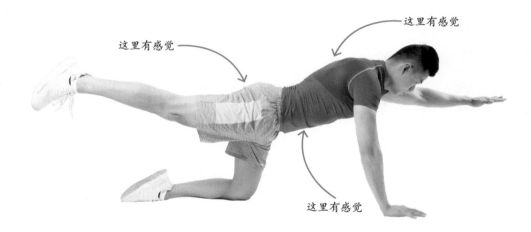

B
- 保持躯干稳定，呼气时抬起一侧的手臂和对侧腿。
- 抬至手臂与腿均与地面平行为止，保持1秒。
- 吸气时慢慢放回，躯干不能晃动。
- 重复规定的次数。

背部 │ 哑铃双臂划船

目标部位
背阔肌
中下斜方肌
三角肌后束
冈下肌
菱形肌

A

- 屈髋屈膝，上半身前倾45度，或与地面接近平行。
- 双手各握一只哑铃，双臂伸直，哑铃自然垂于体前，位于肩部正下方，掌心相对。
- 挺胸，收腹，不要塌腰，也不要弓背。

这里有感觉

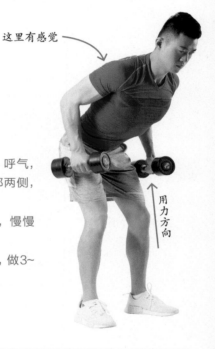

用力方向

B

- 保持躯干不动，呼气，将哑铃拉至腹部两侧，收紧肩胛骨。
- 保持1秒，吸气，慢慢放下哑铃。
- 每组做15~20个，做3~4组。

双脚与肩同宽

变式

也可以将哑铃换为弹力带进行练习。

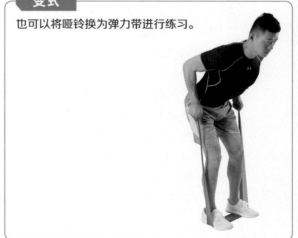

背部 | 哑铃单臂划船

目标部位
背阔肌
中下斜方肌
三角肌后束
菱形肌
大圆肌

A
- 屈髋屈膝，上半身前倾，一侧手扶住面前的椅子，另一侧手握一只哑铃，自然垂于肩部下方，掌心向内。
- 挺胸，收腹，不要塌腰，也不要弓背。

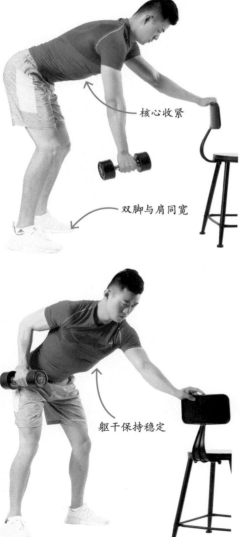

核心收紧

双脚与肩同宽

躯干保持稳定

B
- 保持躯干不动，呼气，将哑铃拉至髋部，收紧该侧肩胛骨。
- 保持1秒，吸气，慢慢放下哑铃。
- 重复规定的次数。

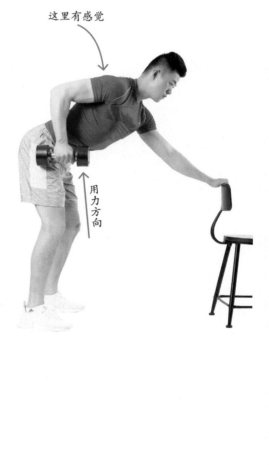

这里有感觉

用力方向

89

背部│哑铃屈腿硬拉

目标部位
背阔肌
菱形肌
斜方肌
臀大肌
腘绳肌

- 屈髋屈膝，上半身前倾45度，双手各握一只哑铃，手臂伸直，哑铃置于膝关节下方，掌心向后。
- 挺胸，收腹，不要塌腰，也不要弓背。

B

- 呼气时伸直髋关节和膝关节，回到直立姿势。
- 重复规定的次数。

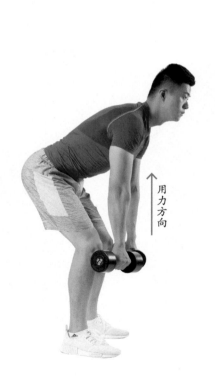

用力方向

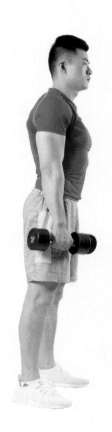

肩部 ｜哑铃侧平举

目标部位
三角肌中束

A

- 双脚分开站立，与肩同宽。
- 双手各握一只哑铃，垂于身体两侧，掌心相对，手肘微屈。

B

- 保持手肘的弯曲角度以及躯干的稳定性，呼气，两侧手臂向上举至接近水平的位置。
- 停留1秒后，吸气，慢慢放下哑铃。
- 重复规定的次数。

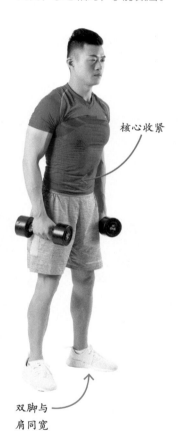

核心收紧

双脚与
肩同宽

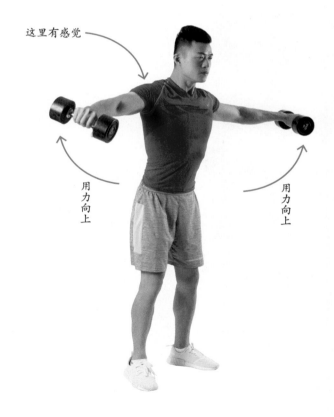

这里有感觉

用力向上

用力向上

肩部 | 哑铃俯身飞鸟

目标部位
三角肌后束

A

- 屈髋屈膝，上半身前倾45度，或与地面接近平行。
- 双手各握一只哑铃，掌心相对，哑铃位于肩部正下方。

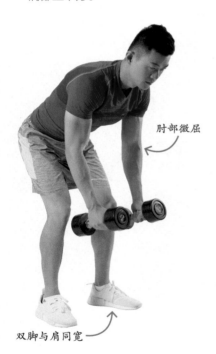

肘部微屈

双脚与肩同宽

B

- 保持躯干不动，呼气，双臂从两侧上举，至双臂近似呈一条直线。
- 停留1秒后，吸气，慢慢放下哑铃。
- 重复规定的次数。

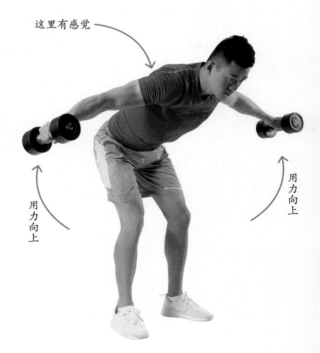

这里有感觉

用力向上

用力向上

肩部 | 哑铃前平举

目标部位
三角肌前束

A

- 双脚分开站立，双手各握一只哑铃，垂于身体两侧，掌心相对。
- 挺胸，收腹。

B

- 保持躯干不动，呼气，双臂向前举至与肩齐平的位置。
- 停留1秒，吸气，慢慢放下哑铃。
- 重复规定的次数。

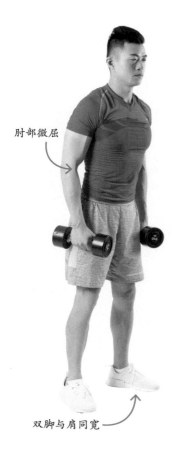

肘部微屈

双脚与肩同宽

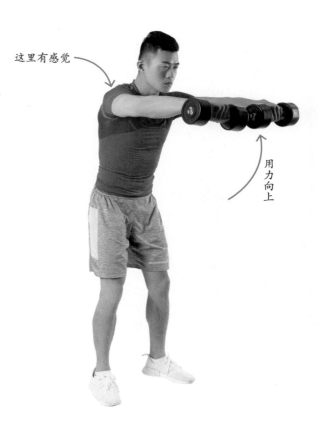

这里有感觉

用力向上

肩部 │ 哑铃站姿划船

目标部位
三角肌前束和中束

A

- 双脚分开站立，双手各握一只哑铃，垂于身体两侧，掌心向后。
- 挺胸，收腹。

B

- 保持躯干不动，呼气，将哑铃向上提，提至大臂与地面平行的位置。
- 停留1秒后，吸气，慢慢放下哑铃。
- 重复规定的次数。

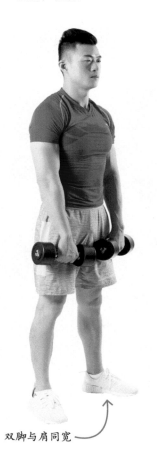

双脚与肩同宽

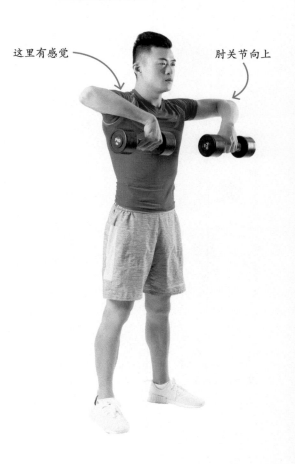

这里有感觉

肘关节向上

肩部 ｜ 哑铃坐姿肩上推举

目标部位
三角肌前束和中束

A

- 双脚分开坐在瑜伽球上，双手各握一只哑铃举于耳侧，大臂与前臂呈90度。
- 挺胸，收腹。

B

- 保持躯干不动，呼气，将哑铃向上举，至手臂完全伸直。注意，哑铃不要发生碰撞。
- 停留1秒后，吸气，慢慢放下哑铃。
- 重复规定的次数。

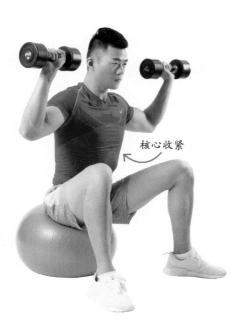

核心收紧

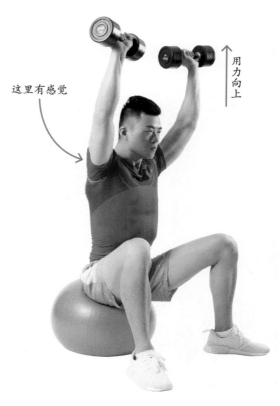

这里有感觉

用力向上

腹部 | 侧平板支撑

目标部位
腹外斜肌
腹内斜肌
腹直肌

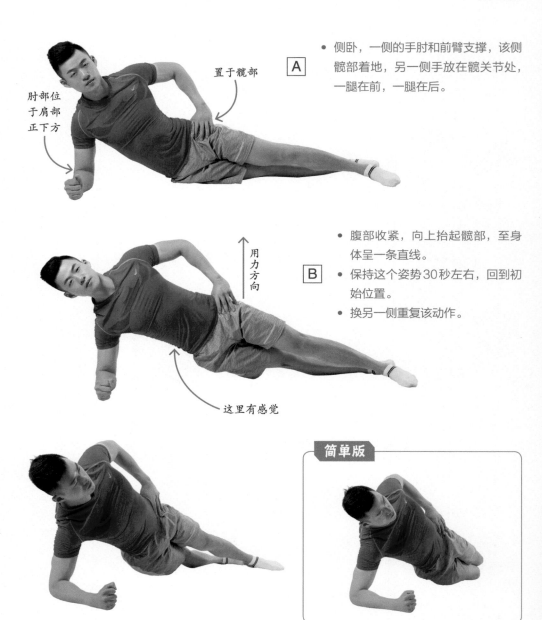

置于髋部

肘部位
于肩部
正下方

A
- 侧卧，一侧的手肘和前臂支撑，该侧髋部着地，另一侧手放在髋关节处，一腿在前，一腿在后。

用力方向

B
- 腹部收紧，向上抬起髋部，至身体呈一条直线。
- 保持这个姿势30秒左右，回到初始位置。
- 换另一侧重复该动作。

这里有感觉

简单版

腹部 | 卷腹

目标部位
腹直肌

A
- 仰卧在地上，屈髋屈膝，双脚平放在地面，双腿膝关节处夹一块瑜伽砖（也可以用书代替）。
- 双手十指交叉抱于头后，双肘打开，下巴内收。

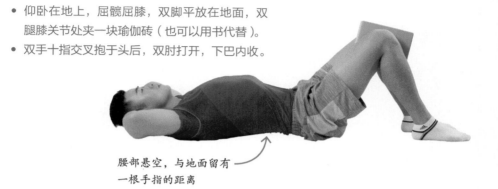

腰部悬空，与地面留有
一根手指的距离

B
- 呼气，腹肌发力抬起上半身，至肩胛骨要离开地面的位置。
- 停留1秒，吸气，慢慢降低身体。
- 重复规定的次数。

用力向上

这里有感觉

双脚不离地

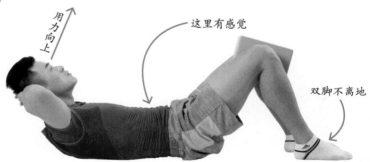

加强版

可以躺在瑜伽球上练习来增加难度。

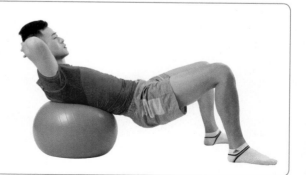

腹部 │ 单双腿

目标部位
腹直肌
股四头肌

- 仰卧，双手十指交叉抱于头后。

A
- 腹部发力做卷腹，同时一条腿伸直抬起45度，另一条腿弯曲，做"蹬自行车"的动作。

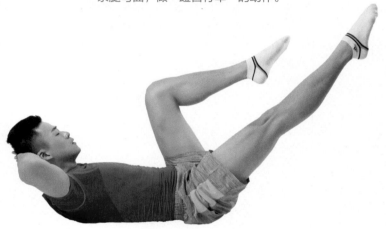

B
- 保持卷腹姿势，双腿交替向斜45度伸直，进行30秒。

像是蹬自行车

这里有感觉

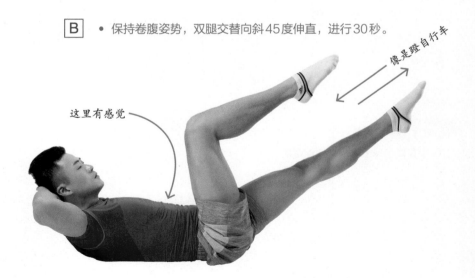

腹部 | 平板支撑

目标部位
核心肌群

- 双脚和双肘四点支撑身体，双腿伸直，双肘弯曲，身体呈一条直线。
- 腹部收紧，保持这个姿势30秒。

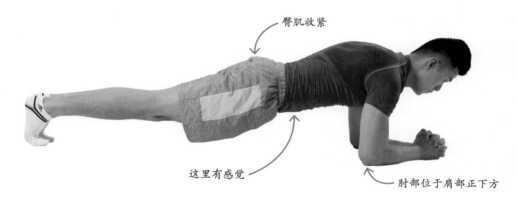

臀肌收紧

这里有感觉

肘部位于肩部正下方

简单版

若做标准的平板支撑有难度，可以改做跪姿平板支撑。

腹部 | 仰卧抬腿

目标部位
下腹部肌肉

A
- 仰卧在地上，双手压在臀部下方，双腿伸直。
- 呼气，慢慢抬起双腿，离开地面。

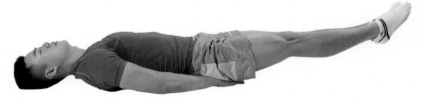

B
- 继续向上抬腿，至大腿与地面垂直，膝关节弯曲。
- 停留1秒，吸气，慢慢放下双腿。
- 重复规定的次数。

这里有感觉

用力向上

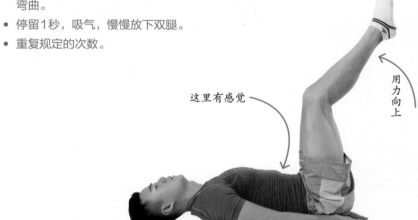

加强版

双腿可以夹一个瑜伽球来加大难度。

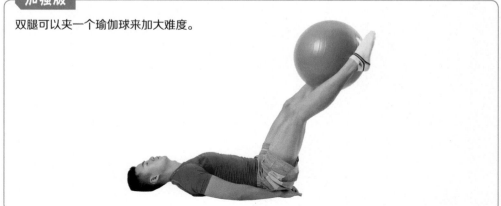

腹部 | 坐姿抬手臂

目标部位
腹直肌
腹横肌

A
- 腹部收紧，上半身与地面约呈45度，双脚打开与髋同宽，双腿伸直。
- 向身体前方伸手臂，手肘微屈，掌心相对。

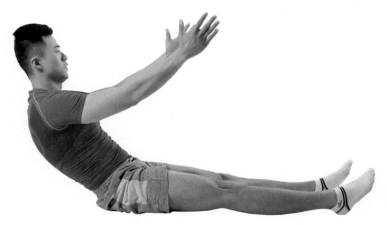

B
- 保持腹部收紧，呼气，向上举手臂至头顶上方。
- 停留1秒后，吸气，慢慢放下手臂。
- 重复规定的次数。

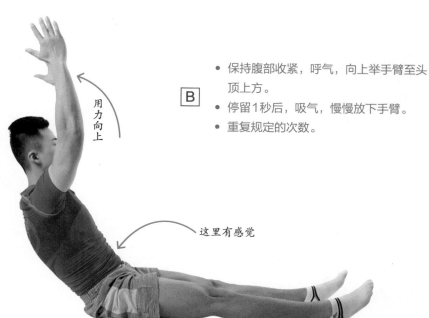

用力向上

这里有感觉

臀部与腿部 | 箭步蹲

目标部位
股四头肌
腘绳肌
臀大肌

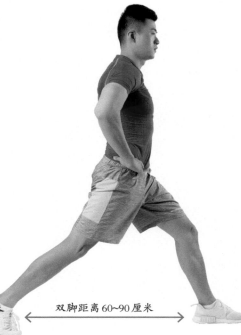

A
- 一脚在前、一脚在后站立，双手叉腰，躯干直立，目视前方。
- 挺胸，收腹。

B
- 保持躯干稳定，呼气，慢慢降低身体，至后侧腿的膝关节几乎触地。
- 停留1秒后，吸气，慢慢站起来。
- 重复规定的次数，对侧亦然。

双脚距离60~90厘米

加强版

可以手持哑铃练习。

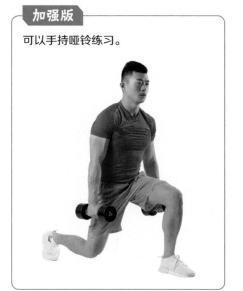

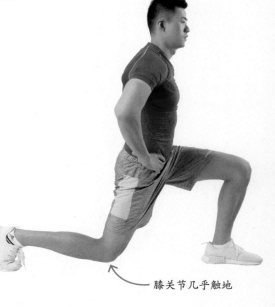

膝关节几乎触地

臀部与腿部 | 内侧抬腿

目标部位
长收肌
大收肌
短收肌
股薄肌

A
- 侧卧，一侧手的手肘弯曲支撑身体，另一侧手臂在体前支撑。一条腿伸直，另一条腿交叉支撑于体前。

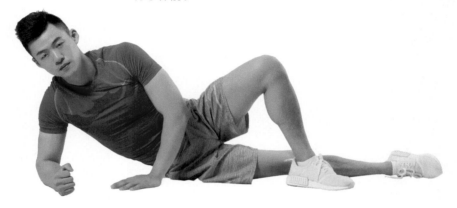

B
- 保持躯干不动，伸直的腿向上抬起。停留1秒后，慢慢放下。
- 重复规定的次数，对侧亦然。

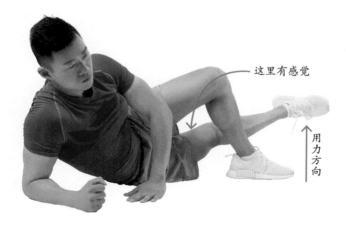

这里有感觉

用力方向

臀部与腿部 | 深蹲

目标部位
股四头肌
腘绳肌
臀大肌

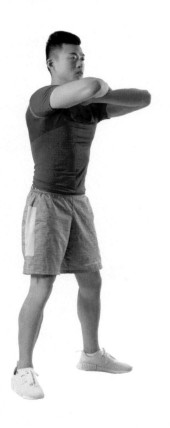

A
- 双脚分开站立，略比肩宽。脚尖外旋，与膝关节方向相同。
- 双手交叉，分别搭在对侧的肩部上。

B
- 保持核心稳定，吸气时下蹲，保持膝关节和脚尖在同一方向上，直至大腿与地面平行。
- 呼气，臀腿发力，慢慢恢复初始姿势。
- 重复规定的次数。

这里有感觉

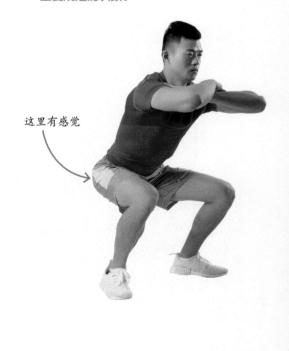

加强版

可以手持哑铃练习。

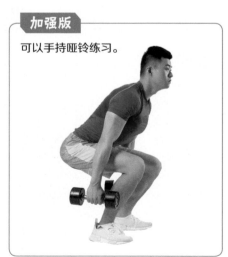

臀部与腿部 | 宽站距深蹲

目标部位
股四头肌
腘绳肌
臀大肌

- 双脚分开，脚尖外旋，双脚距离远一些。双手交叉，分别搭在两侧肩部。挺胸，收腹。
- 吸气时向下蹲，脚尖要与膝关节方向始终保持一致。
- 蹲至大腿与地面平行，然后呼气慢慢恢复站立姿势。
- 重复规定的次数。

这里有感觉

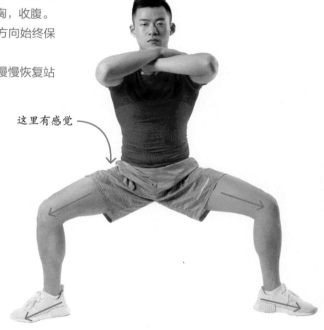

变式

也可以练习窄站距深蹲。

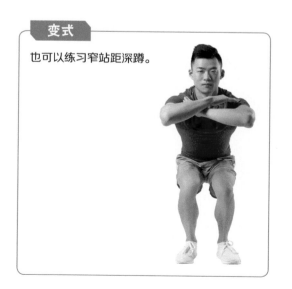

臀部与腿部 | 四点支撑后抬腿

目标部位
臀大肌
腘绳肌

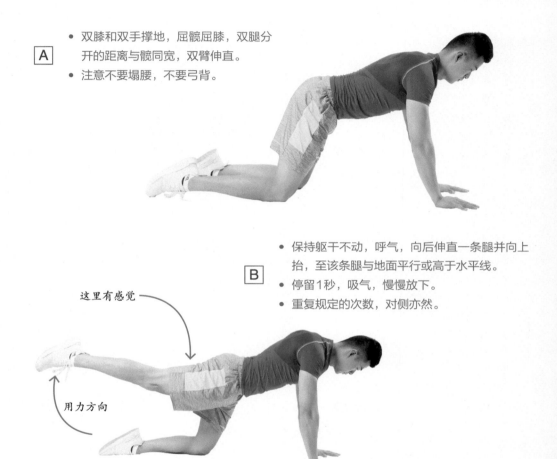

A
- 双膝和双手撑地，屈髋屈膝，双腿分开的距离与髋同宽，双臂伸直。
- 注意不要塌腰，不要弓背。

B
- 保持躯干不动，呼气，向后伸直一条腿并向上抬，至该条腿与地面平行或高于水平线。
- 停留1秒，吸气，慢慢放下。
- 重复规定的次数，对侧亦然。

这里有感觉

用力方向

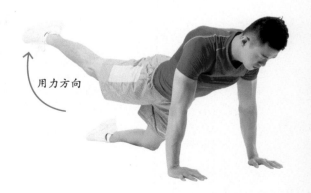

用力方向

臀部与腿部 | 蚌式

目标部位
臀大肌

A
- 侧卧在地上，头下枕一块瑜伽砖，屈髋屈膝，大腿与小腿呈90度。
- 腰部要悬空，与地面的距离约为一根手指的宽度。

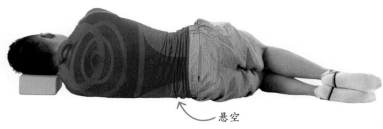

悬空

B
- 保持双脚并拢，呼气时向上打开膝关节，停留1秒后，吸气，慢慢放下膝关节。
- 重复规定的次数，对侧亦然。

这里有感觉

用力方向

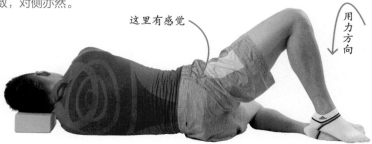

加强版

也可以将膝关节伸直来练习。

用力方向

臀部与腿部 | 蚌式外展

目标部位
臀中肌
臀小肌
阔筋膜张肌

A
- 侧卧在地上，头下枕一块瑜伽砖，下侧的腿向前弯曲90度，上侧的腿伸直并与身体平行。
- 腰部要悬空，与地面的距离约为一根手指的宽度。

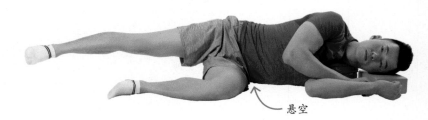

悬空

B
- 勾脚尖，呼气，将上侧腿再向上抬高一点。
- 停留1秒后，吸气，慢慢放下上侧腿，回到初始姿势。
- 重复规定的次数，对侧亦然。

用力方向

这里有感觉

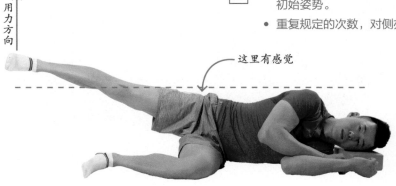

变式

也可以保持上侧腿高度不变并向前踢进行练习。

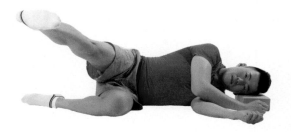

臀部与腿部 | 侧面支撑预备1

目标部位
臀大肌
核心肌群

A
- 侧卧，一侧的手肘和前臂支撑，另一侧手放在髋关节处。一条腿在前弯曲，另一条腿与躯干在一条直线上，且伸直。

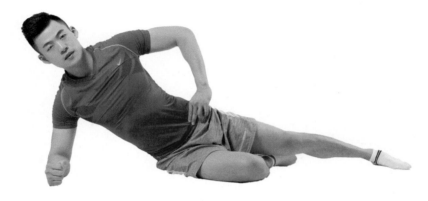

B
- 保持身体稳定，呼气，向上顶髋，把身体"撑起来"，使身体从头到脚呈一条直线。
- 停留的时间越久越好，然后慢慢恢复初始姿势。
- 重复规定的次数，对侧亦然。

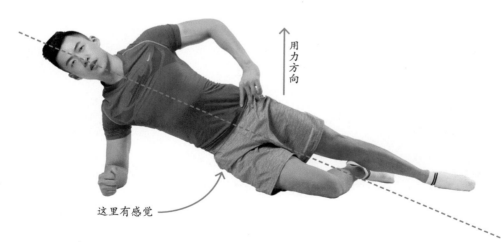

用力方向

这里有感觉

臀部与腿部 | 侧面支撑预备2

目标部位
臀中肌
臀小肌
核心肌群

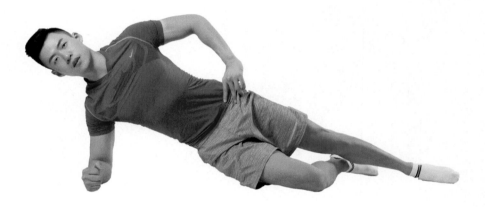

A
- 此练习可接着"侧面支撑预备1"进行，难度进一步加大，起始姿势是身体呈一条直线。

B
- 保持身体稳定，呼气，举起上侧的腿至水平或超过水平的位置。
- 停留1秒，吸气，慢慢恢复至初始姿势。
- 重复规定的次数，对侧亦然。

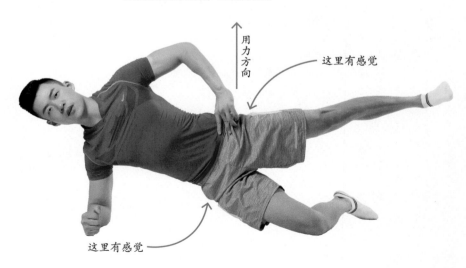

用力方向

这里有感觉

这里有感觉

臀部与腿部 | 侧面支撑预备3（前踢腿）

目标部位
股四头肌
臀大肌
臀中肌
臀小肌
核心肌群

A
- 此练习可接着"侧面支撑预备2"进行，难度进一步加大，起始姿势是上侧腿举至最高位置。

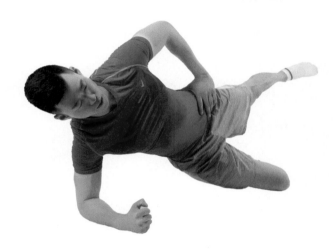

- 保持身体稳定，呼气，上侧腿向前45度方向踢出。

B
- 停留1秒，吸气，慢慢恢复至初始姿势。
- 重复规定的次数，对侧亦然。

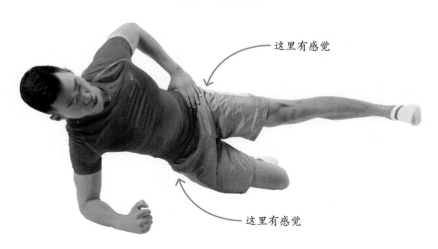

这里有感觉

这里有感觉

臀部与腿部 │ 侧面支撑预备 4（前抬腿）

目标部位
臀大肌
臀中肌
臀小肌
股四头肌
核心肌群

A
- 此练习与"侧面支撑预备3"相比，难度进一步加大，起始姿势是上侧腿落在身体前45度方向的地面上。

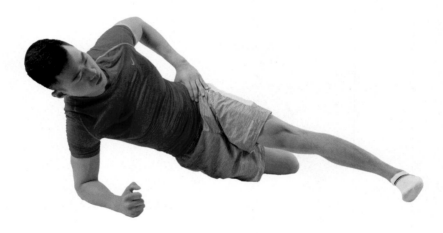

B
- 保持身体稳定，呼气，上侧腿向上抬至水平位置。
- 停留1秒，吸气，慢慢恢复至初始姿势。
- 重复规定的次数，对侧亦然。

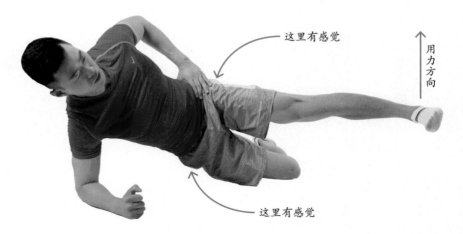

这里有感觉

这里有感觉

用力方向

臀部与腿部 | 侧面支撑预备式简化版

目标部位
臀中肌
臀小肌
阔筋膜张肌

[A]
- 侧卧，一侧的手肘和前臂支撑，另一侧手放在体前支撑。一条腿在前弯曲，另一条腿与躯干在一条直线上，且伸直。

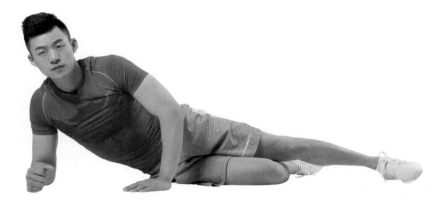

[B]
- 保持身体稳定，呼气，将上侧腿尽量抬高。
- 停留1秒后，吸气，慢慢放下腿，恢复至初始姿势。
- 重复规定的次数，对侧亦然。

这里有感觉

用力方向

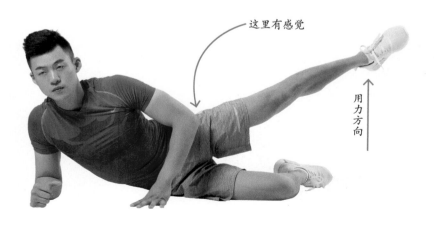

臀部与腿部 | 臀桥

目标部位
臀大肌
腘绳肌
核心肌群
大腿内侧肌群

A
- 仰卧，屈髋屈膝，双膝之间夹一块瑜伽砖，双脚平放在地面上。双手放在身体两侧，与躯干呈45度，掌心向下。

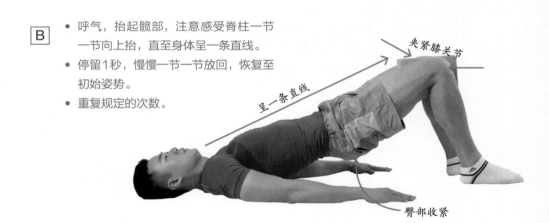

B
- 呼气，抬起髋部，注意感受脊柱一节一节向上抬，直至身体呈一条直线。
- 停留1秒，慢慢一节一节放回，恢复至初始姿势。
- 重复规定的次数。

夹紧膝关节

呈一条直线

臀部收紧

变式

也可以踩在泡沫轴上进行练习。

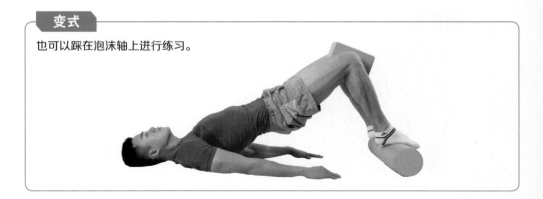

　　臀桥还有3个变式动作，训练难度均比标准的臀桥大。可根据实际情况选择适合自己的动作练习。

加强版

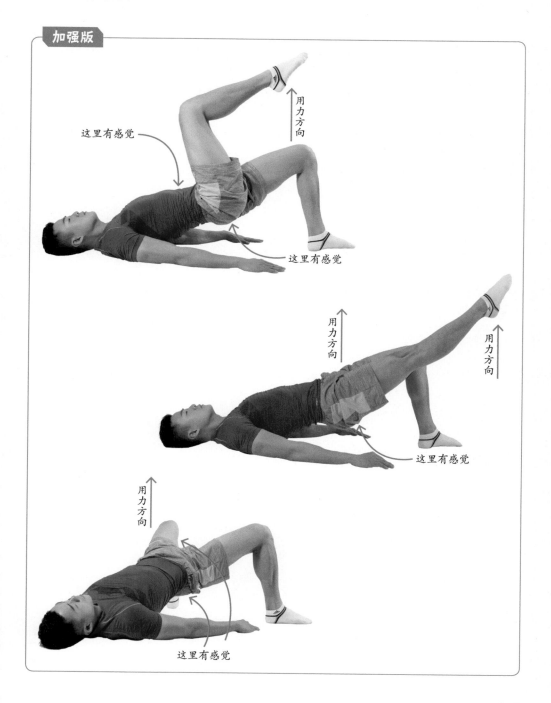

这里有感觉

用力方向

这里有感觉

用力方向

用力方向

这里有感觉

用力方向

这里有感觉

臀部与腿部 | 站姿抬手臂

**目标部位
臀大肌**

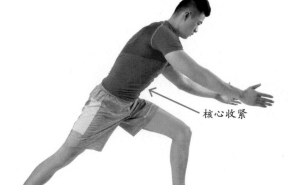

核心收紧

双脚距离60~90厘米

A

- 一脚在前、一脚在后呈弓步，前侧脚尖向前，后侧脚尖向外。身体前倾，使身体后侧呈一条直线。注意，前侧腿的膝关节不要超过脚尖。
- 双臂向前伸，肘部微屈，掌心相对。

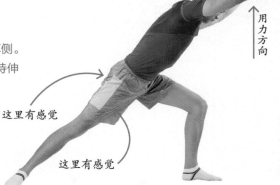

用力方向

这里有感觉

这里有感觉

B

- 保持躯干不动，呼气，将手臂上举至耳侧。
- 吸气，慢慢放下双臂。后侧腿始终保持伸直状态。
- 每组做15~20个，做4组。

加强版

也可以手持重物做这个练习。

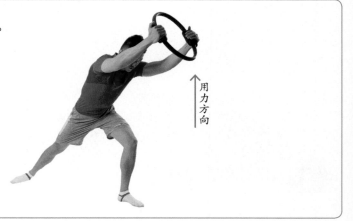

用力方向

手臂 │哑铃站姿弯举

- 双手各握一只哑铃垂于身体两侧站立。
- 保持躯干稳定，大臂紧贴身体。弯曲一只手臂，使哑铃靠近肩部。

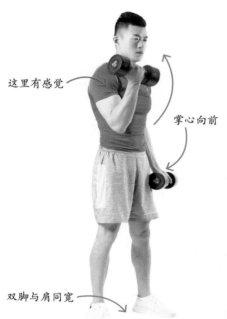

这里有感觉

掌心向前

双脚与肩同宽

手臂伸直

B

- 停顿一下，慢慢降低哑铃，回到初始姿势。换另一只手臂重复刚才的动作。
- 双臂交替弯举，重复规定的次数。

变式

也可以用弹力带代替哑铃。

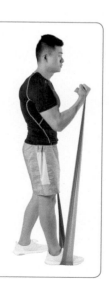

117

手臂 | 哑铃坐姿托臂弯举

目标部位
肱二头肌
肱肌
肱桡肌

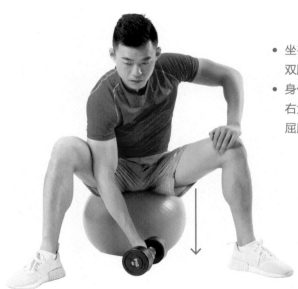

A

- 坐在瑜伽球上，双脚分开，比肩宽，双脚平放在地上，保持身体稳定。
- 身体前倾，右手握哑铃，右手肘贴于右大腿内侧并固定，掌心向内。左手屈肘，支撑在左腿膝关节处。

B

- 呼气时弯曲右臂，使哑铃最大限度地靠近肩部。
- 停留1秒后吸气，恢复初始姿势。
- 重复规定的次数，对侧亦然。

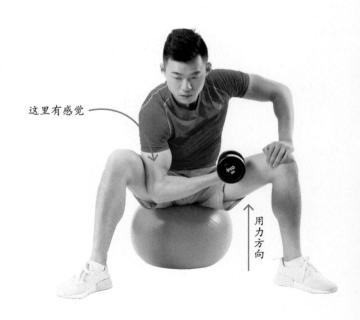

这里有感觉

用力方向

手臂 | 哑铃单臂屈伸

目标部位
肱三头肌

A

- 坐在瑜伽球上，双脚分开，比肩宽，双脚平放在地上，保持身体稳定。
- 单手握哑铃，屈臂，将哑铃置于头后。
- 收腹，挺胸。

B

- 保持上臂不动，呼气时伸直手臂，吸气时下放。
- 重复规定的次数，对侧亦然。

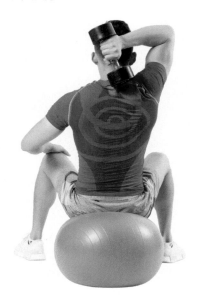

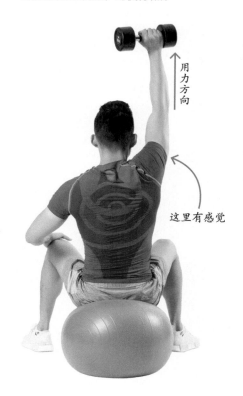

用力方向

这里有感觉

变式

也可以双臂同时做屈伸。

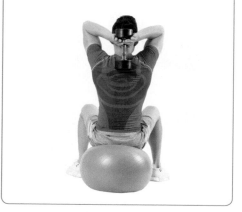

手臂 | 哑铃俯身单臂屈伸

目标部位
肱三头肌

A

- 屈髋屈膝，身体前倾，单手扶住大腿。
- 保持躯干挺直。
- 另一侧手握哑铃，肘部弯曲，上臂与躯干平行。

B

- 保持上臂位置不变。
- 呼气时伸直手臂，停留1秒，吸气时弯曲放回。
- 重复规定的次数，对侧亦然。

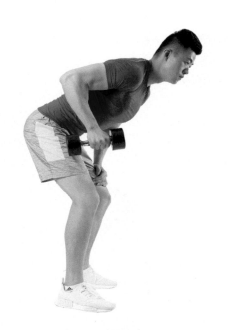

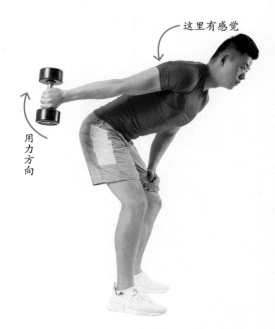

这里有感觉

用力方向

变式

也可以双臂同时做臂屈伸。

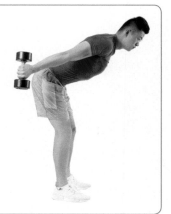

手臂 | 哑铃仰卧臂屈伸

目标部位
肱三头肌

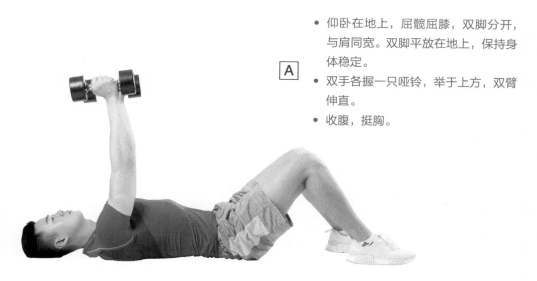

A

- 仰卧在地上，屈髋屈膝，双脚分开，与肩同宽。双脚平放在地上，保持身体稳定。
- 双手各握一只哑铃，举于上方，双臂伸直。
- 收腹，挺胸。

B

- 保持上臂不动，呼气时弯曲手臂，至哑铃位于头部两侧。停留1秒后吸气，恢复初始姿势。
- 重复规定的次数。

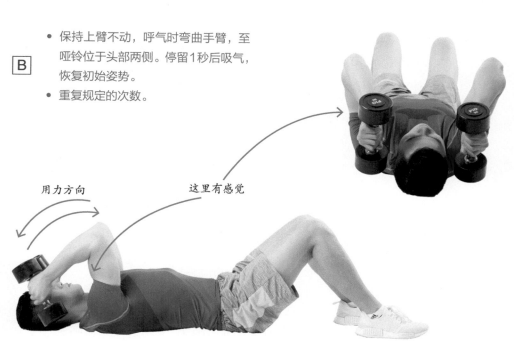

用力方向

这里有感觉

手臂 | 窄距俯卧撑

目标部位
肱三头肌
三角肌前束
胸大肌

A
- 双膝和双手支撑，双手间距大约一个手掌的宽度，前臂与大臂呈90度，弯曲两条小腿并交叠。

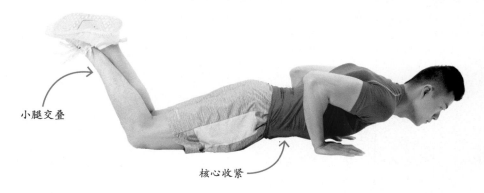

小腿交叠

核心收紧

B
- 呼气，推直手臂。在双臂伸直后停留1秒。
- 吸气，身体下沉，恢复初始姿势。
- 重复规定的次数。

这里有感觉

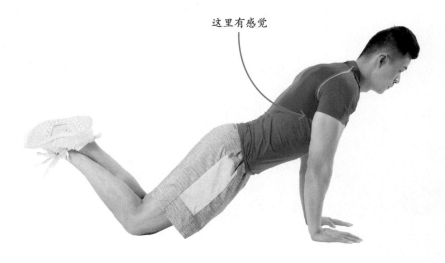

第四节　减脂塑形、改善体态的训练方案

二　新手减脂进阶训练

作为新手，应该如何一步一步安排自己的减脂训练呢？

训练初期应坚持一个月左右，间隔一天进行一次训练。每次训练选择一个部位一个动作就可以。建议用两到三副哑铃的重量来对身体进行刺激，具体重量因人而异，但其实女孩子用不了很重的哑铃，特别是在自己单独训练的情况下，每侧用3千克左右的哑铃就足够了。

训练进行到第2个月，身体已经慢慢适应，假如第一个月很好地坚持下来了，你可以开始把身体进行细化分类来训练，即把自己的身体分为两个部分，一天专门训练上半身，一天专门训练下半身，一周练2天。考虑到现在女性大多数是为了瘦腿，建议将胸−背−肱二头肌−肱三头肌−腹部这类上身部位的训练动作安排到一起，把肩−臀−腿−足−腹部安排一起。具体动作就参考前文。在训练初期时，一个部位选择一个动作，现在到了第2个月，可以一个部位选择两个训练动作，这样刺激会更加全面。

到了第3个月，身体训练已经初见成效，你可以开始把身体分得更加细致，即把身体分为3个部分，用3次训练来完成。第一天是胸−肱三头肌−腹，第二天是背−肱二头肌−腹，最后一天专门把肩−臀−腿−足−腹安排在一起，一个部位可以选择3个动作，这样刺激会更加有针对性。一周练3天。

到了第4个月，只要你能不断坚持，已经可以感觉全身的状态有了一个良好的提升，这时你可以继续细化，即把身体分为4个部分。进行3次上半身训练：第1天分别是胸−肱三头肌−腹，胸肌的锻炼需要4个动作，肱三头肌的训练需要两个动作，腹部的训练选3个动作；第2天分别是背−肱二头肌−腹，背部选择4个动作，肱二头肌两个，腹部3个；第3天是单独的肩−腹，肩部选择5个动作，腹部5个；最后一天专门把臀−腿−足−腹安排在一起，臀和腿各选择3个动作，足部选择两个，腹部3个。一周练4天。

这样下来，从初学到专业，按照这个方法来做，只需要半年时间，配合一定的有氧运动和健康的饮食，减脂不是什么难事！

新手减脂进阶训练——计划安排

第1个月
全身循环适应性训练

第1个训练日
胸：A（或B）
第2个训练日
背：C（或D）
第3个训练日
肩：E（或F）
第4个训练日

手臂-肱二头肌：G
第5个训练日
手臂-肱三头肌：H
第6个训练日
臀腿：I（或J）
第7个训练日
腹：K（或L）

第2个月
把身体分为上半身和下半身进阶性训练

第1个训练日
胸：A+M（或B+N）
背：C、D、O、P中任
选2个
手臂-肱二头肌：G（或Q）
手臂-肱三头肌：H（或R）
腹：K（或L）

第2个训练日
臀腿：
I（或J）、
S
T1至T4中任选1个
肩：E、F、V、W中任
选3个

第3个月
把身体分为3部分强化训练

第1个训练日
胸：A、M、B、N
手臂-肱三头肌：
H（或X）、R
腹：K、L
第2个训练日
背：Y（或Y的变式）
D、O（或Z）、P、AB
手臂-肱二头肌：

G、Q
第3个训练日
臀腿：I（或J）
S
T1至T4中任选1个
U
肩：E、F、V、W中任
选2个

第4个月
把身体分为4部分细化训练

第1个训练日
胸：A、M、B、N
手臂-肱三头肌：
H（或X）、AD
腹：K、L
第2个训练日
背：Y（或Y的变式）
D、O（或Z）、P、AB
手臂-肱二头肌：

G、Q
第3个训练日
肩：E、F、W、V、AE
第4个训练日
臀腿：I（或J）
S
T1至T4中任选1个
U

注意

第1个月训练计划中，隔一天安排一次训练日，以此类推，坚持训练1个月。每个动作均做4组：第1组做12~15个；第2组做8~12个；第3组做4~6个；第4组做12~15个。

第2个月训练计划中，每个动作均做4组：第1组做12~15个；第2组做8~12个；第3组做4~6个；第4组做12~15个。

第3个月训练计划中，每个动作均做4组：第1组做12~15个；第2组做8~12个；第3组做4~6个；第4组做12~15个。

第4个月训练计划中，每个动作均做4组：第1组做12~15个；第2组做8~12个；第3组做4~6个；第4组做12~15个。

新手减脂进阶训练——动作图谱1

A 平卧哑铃卧推
（82页）

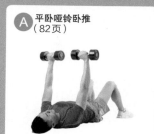

B 上斜哑铃卧推
（80页）

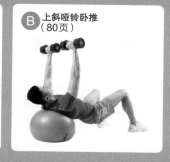

C 背部抬起
（84页）

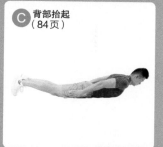

D 哑铃双臂划船
（88页）

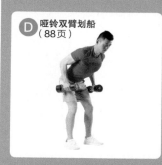

E 哑铃坐姿肩上推举
（95页）

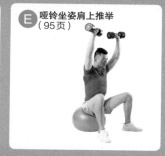

F 哑铃站姿划船
（94页）

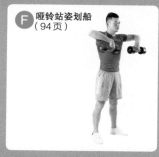

G 哑铃站姿弯举
（117页）

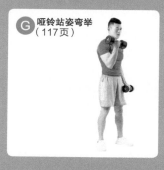

H 哑铃仰卧臂屈伸
（121页）

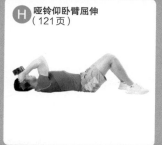

I 深蹲
（104页）

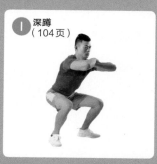

J 宽站距深蹲
（105页）

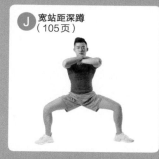

K 平板支撑
（99页）

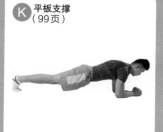

L 卷腹
（97页）

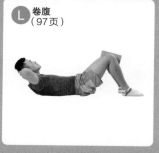

新手减脂进阶训练——动作图谱2

M 平卧哑铃飞鸟
（81页）

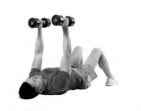

N 上斜哑铃飞鸟
（79页）

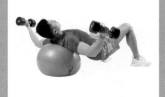

O 后置支撑
（86页）

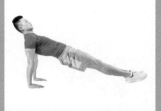

P 哑铃单臂划船
（89页）

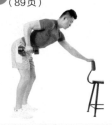

Q 哑铃坐姿托臂弯举
（118页）

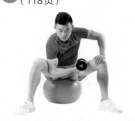

R 哑铃单臂屈伸
（119页）

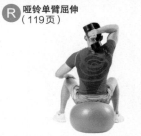

S 箭步蹲
（102页）

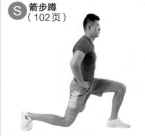

T1 侧面支撑预备1
（109页）

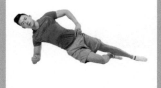

T2 侧面支撑预备2
（110页）

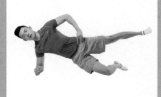

T3 侧面支撑预备3（前踢腿）
（111页）

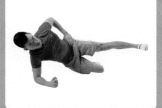

T4 侧面支撑预备4（前抬腿）
（112页）

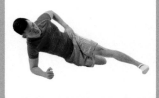

U 站姿抬手臂
（116页）

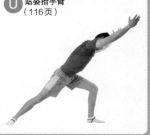

新手减脂进阶训练——动作图谱3

V 哑铃侧平举
（91页）

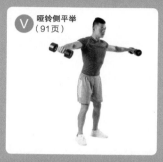

W 哑铃前平举
（93页）

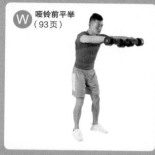

X 窄距俯卧撑
（122页）

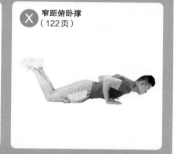

Y 背部抬起
（84页）

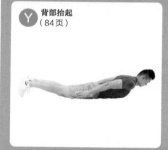

Z 泳式
（85页）

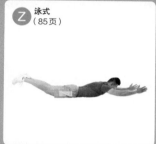

AB 陆上畅游
（87页）

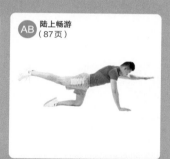

AC 窄站距深蹲
（105页）

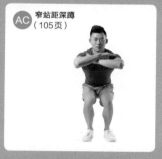

AD 哑铃俯身单臂屈伸
（120页）

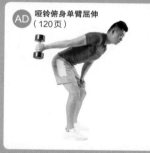

AE 哑铃俯身飞鸟
（92页）

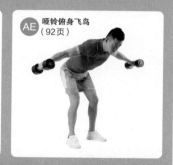

三 自我养成天鹅颈

有些女生体重数值并没有超标，却拥有显胖的脸型和粗壮厚实的背，而有的女生虽然身形不算纤长，却气质格外出众。这里的关键很有可能在于——天鹅颈。因为脖颈的形态可以影响脸型、肩部。想要看上去立马瘦5斤？大叔来带你探寻脖颈的奥妙，瘦脸、瘦肩、提气质等，让你一步到位！

想拥要不松垮的巴掌脸和单薄挺拔的肩背，是每个女生的梦想。因为这样的脸型和肩膀会让人显得更加年轻、更加有神有气质。要想拥有看上去就很纤瘦的脸型和身形，需要我们对脖颈和肩背重点照顾。有些人是颧骨两颊偏胖，有些人则是有双下巴。很多双下巴是因为长期低头，颈部无力、肩部没有办法支撑造成的。脖子和肩部处有淋巴系统，多多训练和按摩也能加快代谢，对于全身的减脂也会有帮助。同时，肩部和脖子的调理，对于脊椎的健康也益处多多，还能缓解头晕、改善睡眠。只要练出天鹅颈，好脸型、好身形和好气质会更容易浮现出来。但单单训练还是不够的，就像我前面所说，需要饮食和有氧的搭配。

自我养成天鹅颈——计划安排

第1步 肌肉放松

A 左右两侧各做4组，每组滚30秒
B 滚3组，每组60秒

第2步 拉伸

C 左右两侧各做4组，每组30秒
D 左右两侧各做4组，每组30秒

第3步 训练

E 做4组，每组15~20个
E1 做4组，每组15~20个
E2 做4组，每组15~20个
F 做4组，每组15~20个

第4步 肌肉放松

A 左右两侧各做4组，每组滚30秒
B 滚3组，每组60秒

第5步 拉伸

C 左右两侧各做4组，每组30秒
D 左右两侧各做4组，每组30秒

自我养成天鹅颈——动作图谱

 A 滚小球
（53页）

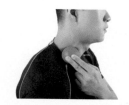

 B 上背部放松
（50页）

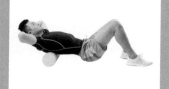

C 颈部拉伸
（60页）

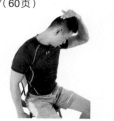

D 肩部拉伸
（61页）

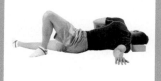

E 背部抬起
（84页）

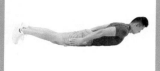

E1 背部抬起T式
（84页）

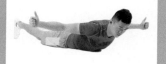

E2 背部抬起W式
（84页）

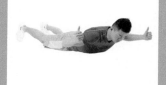

F 哑铃直臂上抬
（83页）

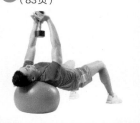

三 自我矫正驼背

现代社会中低头族的人数越来越多，很多人走路、吃饭、休息时都在低头玩手机。上班族和学生大多数坐姿不端正，弯腰驼背已经是常态。长时间下来，我们的脊柱很可能会失去正常的生理曲线。平时简单的锻炼和跑步基本上很难训练到我们背部的肌肉群体，它们没有得到良好的锻炼，就不足以承担我们上半身的重量，导致上半身习惯性弯曲，也就是我们说的驼背。改善了驼背的体态问题，整个人的气质就会完全不一样。

自我矫正驼背——计划安排

第1步 肌肉放松

A 左右两侧各做4组，每组滚30秒
B 滚3组，每组60秒

第2步 拉伸

C 左右两侧各做4组，每组30秒
D 左右两侧各做4组，每组30秒

第3步 训练

E 做4组，每组15~20个
E1 做4组，每组15~20个
E2 做4组，每组15~20个
F 做4组，每组15~20个
G 做4组，每组15~20个

第4步 肌肉放松

A 左右两侧各做4组，每组滚30秒
B 滚3组，每组60秒

第5步 拉伸

C 左右两侧各做4组，每组30秒
D 左右两侧各做4组，每组30秒

自我矫正驼背——动作图谱

A 滚小球
（53页）

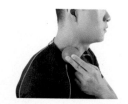

B 上背部放松
（50页）

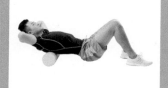

C 颈部拉伸
（60页）

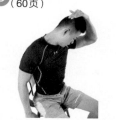

D 肩部拉伸
（61页）

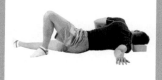

E 背部抬起
（84页）

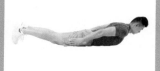

E1 背部抬起T式
（84页）

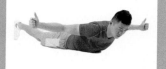

E2 背部抬起W式
（84页）

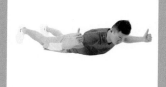

F 哑铃直臂上抬
（83页）

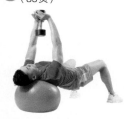

G 哑铃双臂划船
（88页）

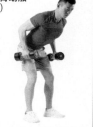

131

四 美化胸形

一直以来，胸形美都是东方女性美的标准之一。不过大多数女性的胸部肌肉发达程度与男性相比相差甚远。美丽的胸形是需要肌肉的力量来托起的，所以锻炼好胸部肌肉，也是女性朋友健身的重要环节。

首先，要练好背部肌肉群、前锯肌以及胸部肌群才能拥有好的胸形。前锯肌在训练中起着非常重要的作用，前锯肌能够起到稳定肩胛骨的作用，而肩胛骨稳定是背部训练和胸部训练的基础，如果前锯肌过弱会直接影响胸背的训练效果。

很多女性朋友会问我健身能不能把胸部练大。如果想通过胸部训练实现质的跨越，这点我实在是无能为力，不过胸大肌的训练可以增加肌肉的厚度，乳房附着在胸大肌上面，整体就会显得更挺拔，感官上可能会显得大一些。

额外给大家拓展一个知识点，就是很多美女减肥之后发现胸小了，可是身边总有人瘦了以后胸部依然很大，这又是为什么呢？排除一些特殊情况，乳房中脂肪占比多的人，减肥的话就会受到比较大的影响，因为减肥减的就是脂肪。乳房中乳腺占比较多的人，减肥对于胸部的影响就比较小。如何判断自己的乳腺和脂肪谁占比更大呢？最简单的判断就是凭手的触感，脂肪在体内是类似水状的感觉，而乳腺用手触摸的感觉是条状的，相比于脂肪更硬一些。

美化胸形——计划安排

第1步 肌肉放松	第2步 拉伸
A 左右两侧各做4组，每组滚30秒 B 滚3组，每组60秒	C 左右两侧各做4组，每组30秒 D 左右两侧各做4组，每组30秒
第3步 训练 E（或F）做4组，每组15~20个 G（或H）做4组，每组15~20个 I（或I1）做4组，每组15~20个 J或J1或J2 做4组，每组15~20个 K 做4组，每组15~20个	**第4步 肌肉放松** A 左右两侧各做4组，每组滚30秒 B 滚3组，每组60秒
第5步 拉伸 C 左右两侧各做4组，每组30秒 D 左右两侧各做4组，每组30秒	

美化胸形——动作图谱

A 滚小球
（53页）

B 上背部放松
（50页）
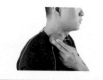

C 颈部拉伸
（60页）
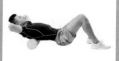

D 肩部拉伸
（61页）

E 平卧哑铃卧推
（82页）
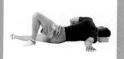

F 上斜哑铃卧推
（80页）
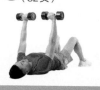

G 平卧哑铃飞鸟
（81页）
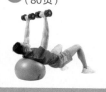

H 上斜哑铃飞鸟
（79页）
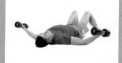

I 俯卧撑
（78页）
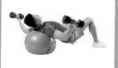

I1 俯卧撑变式
（78页）
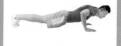

J 背部抬起
（84页）
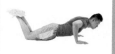

J1 背部抬起T式
（84页）
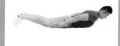

J2 背部抬起W式
（84页）
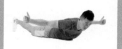

K 哑铃直臂上抬
（83页）
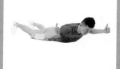

五 美化手臂

　　想要拥有纤细修长的手臂，需要锻炼好手臂前侧的肱二头肌和手臂后侧的肱三头肌，同时需要手臂的拉伸训练。不过手臂问题不仅仅是肌肉的问题，在手臂的后侧容易包括一层脂肪，想要消除这一层脂肪，除了正常的肌肉训练外，还有必要做有氧运动来消耗它，饮食也是需要格外注意。最后强调一下，不好的体态，例如头前伸和颈椎不好的人，手臂和背部连接处是不容瘦下去的，因为体态问题会导致手臂的代谢不活跃。所以，全面提升多管齐下，才是真正的解决之道。

　　我一样整理出了美化手臂的流程，快来试试吧！

美化手臂——计划安排

第1步 肌肉放松

A 左右两侧各做4组，每组滚30秒
B 滚3组，每组60秒

第2步 拉伸

C 左右两侧各做4组，每组30秒
D 左右两侧各做4组，每组30秒

第3步 训练

G（或H）做4组，每组15~20个
I 做4组，每组15~20个
K 做4组，每组15~20个
L或做4组，每组15~20个

第4步 肌肉放松

A 左右两侧各做4组，每组滚30秒
B 滚3组，每组60秒

第5步 拉伸

C 左右两侧各做4组，每组30秒
D 左右两侧各做4组，每组30秒

美化手臂——动作图谱

A 滚小球
（53页）
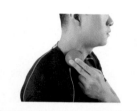

B 上背部放松
（50页）
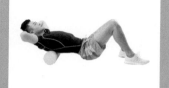

C 颈部拉伸
（60页）
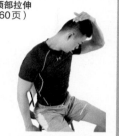

D 肩部拉伸
（61页）
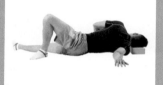

G 哑铃站姿弯举
（117页）
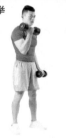

H 哑铃坐姿托臂弯举
（118页）
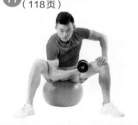

I 哑铃仰卧臂屈伸
（121页）
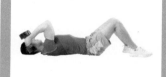

J 哑铃俯身单臂屈伸
（120页）
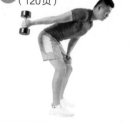

K 背部抬起
（84页）
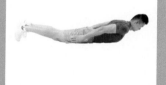

L 哑铃直臂上抬
（83页）
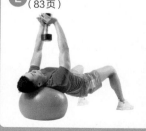

六 雕刻马甲线

马甲线是平坦腹部的最高境界。腹部外表看起来没有多余赘肉，拥有明显的肌肉形状，在肚脐的两侧有两条吸引目光的肌肉线条，看起来像马甲一样，被称为"马甲线"，这是夸奖人身材好的体现。

那么人鱼线又是什么呢？它是特指男性朋友腹部肌肉两侧，骨盆上方的两条明显的肌肉线条，形似鱼尾状，所以被人们称为"人鱼线"。

人鱼线在现代社会受到许多爱美人士的追捧，认为拥有人鱼线是健康帅气的标准，还认为人鱼线并不只是男性朋友的特征，女性也能练出人鱼线。两者都是衡量身材的标准，区别在于：（1）肌肉的位置不同。马甲线在上方位于肚脐两侧，而人鱼线更靠下一些接近骨盆；（2）斜线和直线的分别。人鱼线是腹外斜肌训练得好的标志，视觉效果上是斜的，而马甲线是腹直肌的分割线，看起来是直的。

区别开后，让我们来了解一下女生练马甲线的好处。

能够拥有马甲线，证明没有多余的皮下脂肪，所以马甲线的拥有者通常一点都不胖。而且腹部拥有的肌肉线条肯定是长期运动训练得到的结果。现代女性，光是拥有颜值以及不能满足她们了，还需要在身材上一较高下，而拥有马甲线，显然是一个加分的点。正常成年人的体脂率，男性朋友应是15%~18%，女性朋友是25%~28%。如果体脂率超出基础范围，就是我们所说的肥胖。肥胖影响美观只是一个很小的问题，无非就是衣服买大码，自信就好。但是过度肥胖就会引起高血压、高血脂、冠心病、糖尿病等严重病症，所以拥有"马甲线"，不仅赢了身材，更赢得了健康。

雕刻马甲线——计划安排

第1步 肌肉放松 A 左右两侧各做4组，每组滚30秒 B 滚3组，每组60秒	**第2步 拉伸** C 左右两侧各做4组，每组30秒 D 左右两侧各做4组，每组30秒
第3步 训练 E 做4组，每组15~20个　　H 做4组，每组15~20个 F 做4组，每组15~20个　　I 做4组，每组15~20个 G 做4组，每组15~20个	**第4步 肌肉放松** A 左右两侧各做4组，每组滚30秒 B 滚3组，每组60秒
第5步 拉伸 C 左右两侧各做4组，每组30秒　　　　　　D 左右两侧各做4组，每组30秒	

雕刻马甲线——动作图谱

A 臀部放松
（48页）

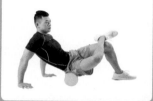

B 上背部放松
（50页）

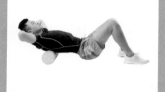

C 髂腰肌拉伸
（64页）

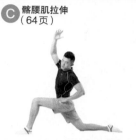

D 臀部拉伸–鸽子式
（66页）

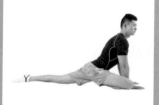

E 平板支撑
（99页）

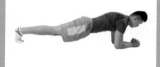

F 卷腹
（97页）

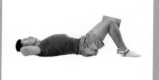

G 单双腿
（98页）

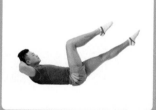

H 仰卧抬腿
（100页）

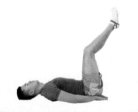

I 坐姿抬手臂
（101页）

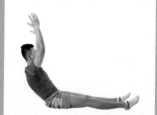

七　极塑美臀

想要腿形变好看，除了瘦腿，提高臀线也是关键。臀部力量的加强，还会帮助改善走路姿势。臀部翘，视觉上就能让腿看上去长一节，有时比瘦两厘米腿围的效果更好。

不同的臀部类型，训练方式也不同，来看看你是哪一种臀形吧。

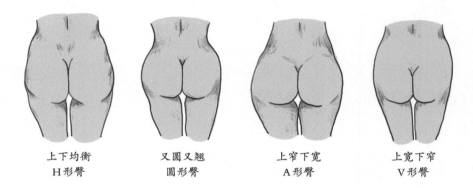

| 上下均衡 | 又圆又翘 | 上窄下宽 | 上宽下窄 |
| H形臀 | 圆形臀 | A形臀 | V形臀 |

H形臀

如图所示，如果通过镜子看到你的臀形是上下左右均匀对称的H形，很有可能是因为你久坐缺乏运动引起的，而且拥有这种臀形也往往意味着你体脂率偏高。想要有效地改善，先开始有氧运动，进行减脂吧。

圆形臀

圆形臀是很多女性都追求的，为了这样的翘臀，她们愿意花大量的时间在健身房进行锻炼，严格控制自己的饮食。这么努力的付出，得到的肯定是最吸引眼球的臀形啦。

梨形臀

梨形臀即A形臀，从外形就能判断出臀部下方肌肉比较松弛，是缺乏运动锻炼的体现，连带着大腿根部的赘肉也较多。如果是这种情况，在减脂运动的同时，更需要注意腿部肌肉的训练，可以多多使用"弓箭步"的训练动作，这对于A形臀的臀形改善会有很大的帮助。

V形臀

拥有V形臀的人体脂率相比于A形臀和H形臀的人是比较低的，但是比较麻烦的是脂肪较少，肌肉含量也很少，从穿着上看会显得特别单薄，不容易撑起裤子。所以这种情况需要加强臀部肌肉的训练，增加臀部肌肉的围度，让自己的臀部看起来更翘更圆润。

　　"无深蹲，不翘臀"是很多刚进入健身房的新手所推崇的，殊不知，其实真正的道理是"无深蹲，不粗腿"。不标准的深蹲动作只会让你的腿越练越粗，臀部不发力，结果练臀练成了腿部。其实这个是可以避免的，大叔专门设计了针对臀部的有效训练，让你臀部得到有效的刺激。

极塑美臀——计划安排

第1步 肌肉放松

A 左右两侧各做3组，每组滚60秒

B 做3组，每组滚60秒

C 做3组，每组滚60秒

D 做3组，每组滚60秒

E 做3组，每组滚60秒

第2步 拉伸

F 左右两侧各做4组，每组30秒

G 做4组，每组30秒

H 做4组，每组30秒

I 做4组，每组30秒

J 左右两侧各做4组，每组30秒

K 左右两侧各做4组，每组30秒

第3步 肌肉训练

L 左右两侧各做4组，每组15~20个

M 左右两侧各做4组，每组15~20个

N 做4组，每组15~20个

O或P或Q 左右两侧各做4组，每组15~20个

R 做4组，每组15~20个

第4步 肌肉放松

A 左右两侧各做3组，每组滚60秒

B 做3组，每组滚60秒

C 做3组，每组滚60秒

D 做3组，每组滚60秒

E 做3组，每组滚60秒

第5步 拉伸

F 左右两侧各做4组，每组30秒

G 做4组，每组30秒

H 做4组，每组30秒

I 做4组，每组30秒

J 左右两侧各做4组，每组30秒

K 左右两侧各做4组，每组30秒

极塑美臀——动作图谱

A 臀部放松
（48页）

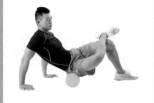

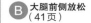
B 大腿前侧放松
（41页）

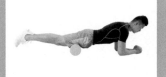

C 大腿后侧放松
（43页）
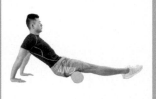

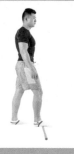
D 足底放松
（52页）

E 上背部放松
（50页）
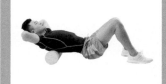

F 大腿前侧拉伸加强版
（68页）
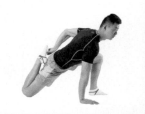

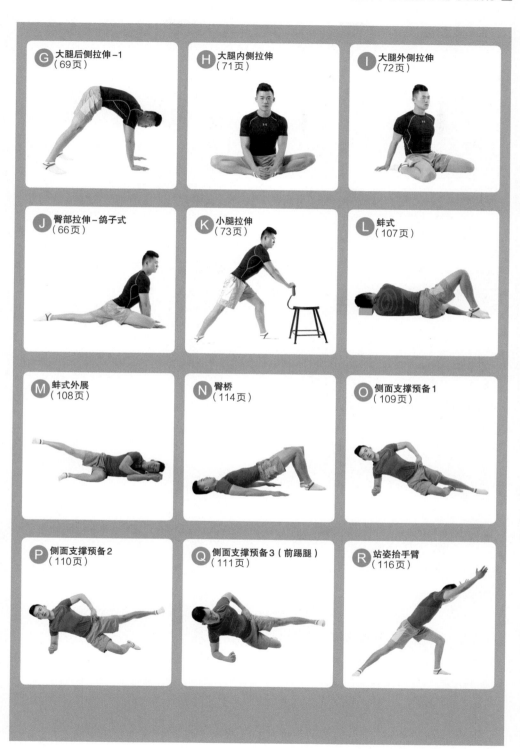

G 大腿后侧拉伸-1
（69页）

H 大腿内侧拉伸
（71页）

I 大腿外侧拉伸
（72页）

J 臀部拉伸-鸽子式
（66页）

K 小腿拉伸
（73页）

L 蚌式
（107页）

M 蚌式外展
（108页）

N 臀桥
（114页）

O 侧面支撑预备1
（109页）

P 侧面支撑预备2
（110页）

Q 侧面支撑预备3（前踢腿）
（111页）

R 站姿抬手臂
（116页）

八 矫正腿形

O形腿矫正

　　修长挺拔的美腿深受大家的喜爱，而且这样的体态还会让你更加健康，因为腿形的问题，除了影响形体美观，还会让腿部的关节增加更多磨损，导致关节疼痛，影响正常生活。

　　O形腿的专业术语是"膝内翻"。在膝关节两侧有内外两条副韧带，它们的作用是帮助稳定膝关节的内外角度。当外侧副韧带不再拥有原来的功能，相比于内侧副韧带它的力量更小一些，会导致膝关节的角度向内侧翻转，从而形成O形腿。走路外八字、长期穿高跟鞋等多余的外力对外侧副韧带长期压迫，导致外侧副韧带松弛，再回到正常的体态时，内侧副韧带的牵拉导致小腿胫骨向内倾斜。在这种情况下，人体的大部分重量会集中在膝关节内侧上，所以磨损会更加严重，长时间的积累，在一定年龄之后就容易产生不可逆的关节疼痛，影响正常生活。

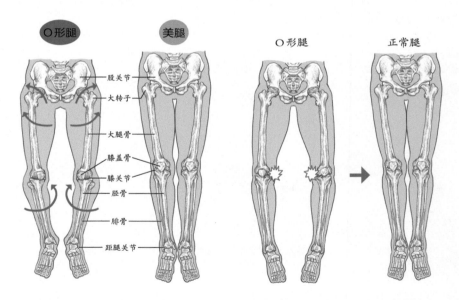

　　先天性的O形腿很多都是缺钙和遗传引起的。本书介绍的是由于后天的坐姿、站姿不端正，以及一些外力影响导致的O形腿矫正训练。

　　本书要教大家的方法是通过自身的训练，放松膝关节内侧副韧带，让膝关节的两侧受力均匀，从而达到矫正腿形的效果。这样的矫正方法风险较小、费用较低，但是需要持之以恒。

O形腿矫正——计划安排

第1步 肌肉放松

A 左右两侧各做3组，
每组60秒

B 做3组，每组60秒

C 做3组，每组60秒

D 左右两侧各做3组，
每组60秒

E 做3组，每组60秒

第2步 拉伸

F 左右两侧各做4组，
每组30秒

G 做4组，每组30秒

H 做4组，每组30秒

I 做4组，每组30秒

J 左右两侧各做4组，
每组30秒

K 左右两侧各做4组，
每组30秒

第3步 肌肉训练

L 做4组，每组15~20个

M 左右两侧各做4组，每组15~20个

N 做4组，每组15~20个

O1 或 O2 或 O3 左右两侧各做4组，每组15~20个

P 左右两侧各做4组，每组15~20个

Q 左右两侧各做4组，每组15~20个

第4步 肌肉放松

A 左右两侧各做3组，每组60秒

B 做3组，每组60秒

C 做3组，每组60秒

D 左右两侧各做3组，每组60秒

E 做3组，每组60秒

第5步 拉伸

F 左右两侧各做4组，每组30秒

G 做4组，每组30秒

H 做4组，每组30秒

I 做4组，每组30秒

J 左右两侧各做4组，每组30秒

K 左右两侧各做4组，每组30秒

O形腿矫正——动作图谱1

A 臀部放松
（48页）

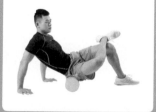

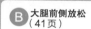
B 大腿前侧放松
（41页）

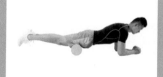

C 大腿后侧放松
（43页）

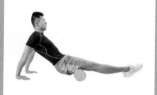

D 足底放松
（52页）

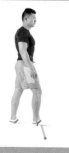

E 上背部放松
（50页）

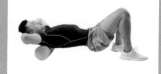

F 大腿前侧拉伸加强版
（68页）

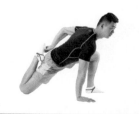

O形腿矫正——动作图谱2

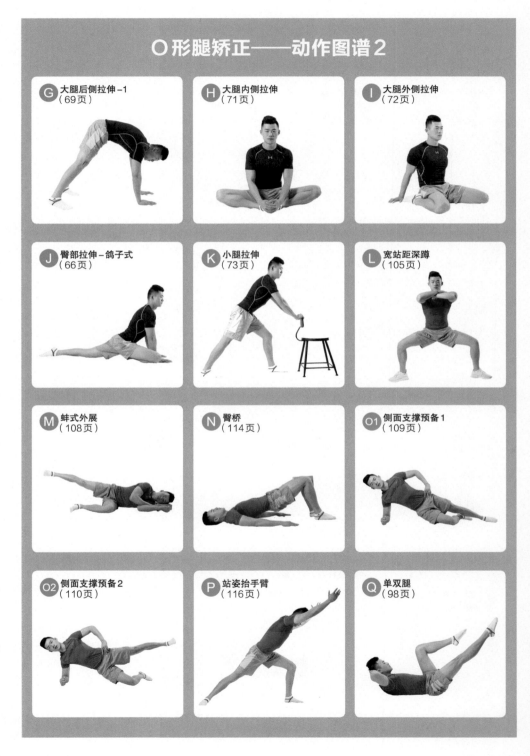

G 大腿后侧拉伸-1
（69页）

H 大腿内侧拉伸
（71页）

I 大腿外侧拉伸
（72页）

J 臀部拉伸-鸽子式
（66页）

K 小腿拉伸
（73页）

L 宽站距深蹲
（105页）

M 蚌式外展
（108页）

N 臀桥
（114页）

O1 侧面支撑预备1
（109页）

O2 侧面支撑预备2
（110页）

P 站姿抬手臂
（116页）

Q 单双腿
（98页）

X形腿矫正

X形腿又称"膝外翻"，在两腿并拢的情况下，双膝会接触，双腿的足踝却无法并拢。引起X形腿的原因有可能是先天的遗传，也可能是小儿佝偻病，因为软骨发育障碍、外伤或骨折等引起的概率较小。

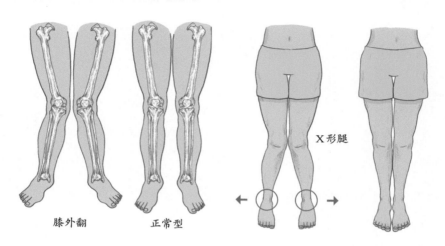

膝外翻　　　　　正常型　　　　　　　　　　X形腿

体态正常时，人的重力在膝关节面上是均匀分布的。但X形腿的人在膝关节外侧关节面上会受到额外的力，导致磨损情况加重，继而产生疼痛。

X形腿矫正——计划安排

第1步 肌肉放松

A 左右两侧各做3组，每组60秒
B 做3组，每组60秒
C 做3组，每组60秒
D 左右两侧各做3组，每组60秒
E 做3组，每组60秒

第2步 拉伸

F 左右两侧各做4组，每组30秒
G 做4组，每组30秒
H 做4组，每组30秒
I 做4组，每组30秒
J 左右两侧各做4组，每组30秒
K 左右两侧各做4组，每组30秒

第3步 肌肉训练

L 做4组，每组15~30个
M 左右两侧各做4组，每组15~30个
N 做4组，每组15~30个
O 左右两侧各做4组，每组15~30个
P 左右两侧各做4组，每组15~30个

第4步 肌肉放松

A 左右两侧各做3组，每组60秒
B 做3组，每组60秒
C 做3组，每组60秒
D 左右两侧各做3组，每组60秒
E 做3组，每组60秒

第5步 拉伸

F 左右两侧各做4组，每组30秒
G 做4组，每组30秒
H 做4组，每组30秒
I 做4组，每组30秒
J 左右两侧各做4组，每组30秒
K 左右两侧各做4组，每组30秒

X形腿矫正——动作图谱

A 臀部放松
（48页）

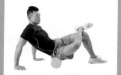

B 大腿前侧放松
（41页）

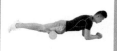

C 大腿后侧放松
（43页）

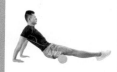

D 足底放松
（52页）

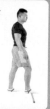

E 上背部放松
（50页）

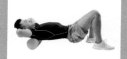

F 大腿前侧拉伸加强版
（68页）

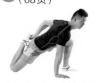

G 大腿后侧拉伸-1
（69页）

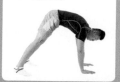

H 大腿内侧拉伸
（71页）

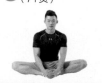

I 大腿外侧拉伸
（72页）

J 臀部拉伸-鸽子式
（66页）

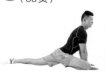

K 小腿拉伸
（73页）

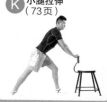

L 蛙式
（107页）

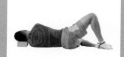

M 蛙式外展
（108页）

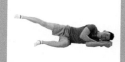

N 臀桥
（114页）

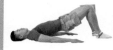

O 内侧抬腿
（103页）

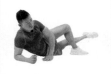

P 侧面支撑预备式
简化版
（113页）

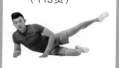

九　美化小腿

当有人在羡慕维密天使们的纤细小腿，希望自己也能拥有的时候，我遗憾地告诉你，DNA决定了很多你没办法改变的东西。当然，现在也有人通过手术或打肉毒杆菌的方式来达到改变，但是，如果你的走路模式不变，只要一段时间，大粗腿还是会回来。所以，改变弱链肌肉群和整体的发力模式才是关键，通过后天可以努力让自己的腿无限接近完美。关心小腿问题的学员实在太多太多，接下来我从多方面帮大家分析一下如何美化小腿。首先，整理腿部肌肉解剖图谱让大家了解一下小腿的肌肉。

小腿后侧肌群（从表层到深层）分别是：腓肠肌、比目鱼肌、胫骨后肌、拇长屈肌。

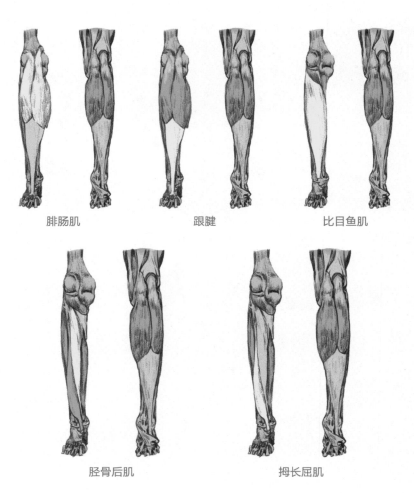

腓肠肌　　　　　　　　跟腱　　　　　　　　比目鱼肌

胫骨后肌　　　　　　　　拇长屈肌

足底肌群（从表层到深层）分别是：

- 足底筋膜
- 拇展肌
- 趾短屈肌
- 小趾展肌

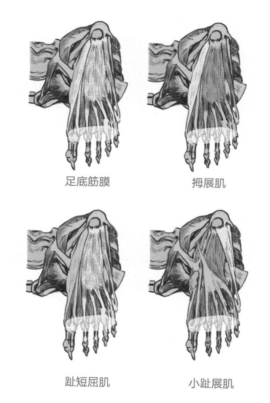

足底筋膜   拇展肌

趾短屈肌   小趾展肌

看完小腿肌肉解剖图，可以让大家更好地了解小腿肌肉群，学会认识和找到肌肉的起止点，看清、看准这些肌肉的位置，矫正效果会加倍。关于不同形状的小腿，大概的思路先给大家。

1号是走路姿势偏外八，重心放在后腿，或常常穿高跟鞋的腿形。

2号是走路姿势偏内八，小腿外侧负担重，外侧的腓肠肌肉比较发达的腿形。

3号是常常做小腿的肌肉训练，重心摆在后脚，使用后侧的力量保持走路平衡，导致小腿肚的肌肉太发达的腿形。

4号腿相对好一点，但比目鱼肌有点过于发达了，小腿整体显得比较厚，跟腱处偏粗。

5号腿则是脂肪和肌肉都很多，整条小腿显得很粗壮。

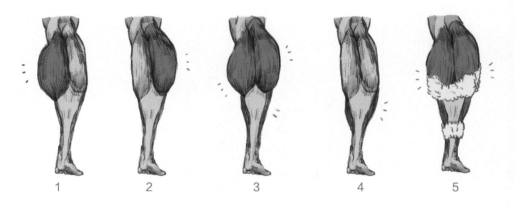

关于生活习惯不好造就的小粗腿

在改善步态之前，需要先了解一些导致小腿粗的生活习惯。

- 喜欢喝含糖的冷饮，吃重油重盐的食物。

- 喜欢跷二郎腿，这样会压迫下肢的血管，导致下半身血液循环不足。

- 忍受低温，双脚经常处于冰凉的状态。较低的温度也会影响血液循环，过于挤脚的鞋同样也会长期压迫脚部血管，限制血液循环的速度。

- 极少运动，长时间躺着或者坐着不动，一般除了吃饭和上卫生间，其他时间都不愿意去运动。

- 站姿不正确，习惯把重心放在某一边。应该要学会正确的站姿。

不好的生活习惯是一方面，需要我们平时多多注意，接下来我会讲解小腿粗的训练方法，帮你找准训练方向，让你的训练不再盲目。

帮助瘦小腿的训练

很多人练了一段时间后发现身体其他部位都初见成效了，但就是小腿很难瘦。我一直讲，其实很多人的小腿，都是脂肪腿或脂包肌，绝不是我们以为的"肌肉腿"，但为什么说小腿很难瘦，是因为肌肉发达？不过这个发达，并不是指肌肉量大、小腿肌肉多的"发达"，而是指，小腿的后侧三头肌、腓肠肌和比目鱼肌等在我们成长的

减肥大叔 Sam 小讲堂之防止小腿浮肿的小技巧

大部分人由于久坐、久站、不注意保暖、爱穿高跟鞋等原因，导致下半身血液循环不好，小腿非常容易浮肿。用手指按压小腿，如果恢复平坦需要较长时间的话，说明小腿是浮肿的。防止小腿浮肿需要注意以下事项。

- 千万不要久坐或是久站！在办公室工作的人，平时可以多喝水、多上洗手间，不仅加快代谢，还能多活动来瘦腿。
- 可以试试穿防静脉曲张的袜子，回家多抬腿，多按摩。
- 在家中多泡泡脚。
- 少穿人字拖、高跟鞋这类容易让足弓塌陷、脚形变丑的鞋子。脚部力量不稳定，会增加小腿的负担。
- 不要跷二郎腿、盘腿，站立时重心不要压在一边的脚上。这些都会造成骨盆歪斜、脊柱侧弯，进而让足部失力，小腿变粗壮或浮肿。
- 肾脏功能不好是导致腿部浮肿的重要因素，记得少喝饮料，因为它们会增加肾脏的负担。
- 少踮脚，避免让小腿肌肉更发达。
- 练习核心，核心发力正确，就不会那么容易借力。

过程中几乎每天都会大量使用到，它们已经锻炼得很好了。就是说，在我们从刚开始学会走路到现在，不论你是不是爱运动，每一天的站立、走路都是在锻炼小腿的肌肉，只是强度和次数不同而已。相比其他肌肉，背部、胸部等日常生活中相对比较少用到的肌肉群，小腿肌群已经得到较好锻炼。当我们开始系统性地训练时，就很难短时间内看到明显的发展变化。既然小腿肌肉已经训练得不错了，该如何去改变它呢？每个人都是从会走路时就开始锻炼小腿肌肉，但由于站姿、步态姿势和运动习惯等因素，每个人小腿的发达程度也是有很大差异的。所以，有的人是肌肉腿，有的人是脂肪腿，瘦腿速度也在有点慢和非常慢之间有所差别。我们后天能做的，就是通过训练小腿肌肉提高瘦小腿的速度。加强对腓肠肌和比目鱼肌的日常训练，这绝对是快速有效瘦小腿的方法。同时还可以调整步态和站姿。学会正确的步态和站姿后，你的小腿无时无刻不在用最理想的状态训练肌肉，也就达到了我们所说的——"走路都在瘦"！

影响瘦小腿速度的先天原因之一是跟腱。同样的腿长，有的人看上去小腿就会显得更粗一些，这和小腿肌肉的起点——跟腱以及踝关节的粗细有关。跟腱长、踝关节细的人，小腿在他人眼里看来就很性感。反之就显得小腿短粗。拉长跟腱，同样要加强比目鱼肌训练。现在就来说说如何瘦小腿。

训练顺序

肌肉放松—拉伸—训练—肌肉放松—拉伸

第一步　肌肉放松

泡沫轴放松小腿。用泡沫轴上下来回滚小腿，滚3组，每组60秒。

敲击小腿肌肉。从上到下敲击小腿，根据自己能承受的力度掌控，直到感觉小腿放松为止。

脚踩住木棍或小球放松足底。很痛，但你要坚持，每天左右各做60秒。

第二步　拉伸

屈膝，体重向前压，脚尖踩住较高的地方。保持30秒到60秒，两腿各做4组。

第三步　训练

用坐的姿势，向上做提踵的训练。需要用哑铃或其他物体放在膝关节上面。

做4组，每组15~20次。

步态训练：如何正确走路

首先，我们需要了解足弓的特点。足弓分为横足弓、内侧足弓、外侧足弓。

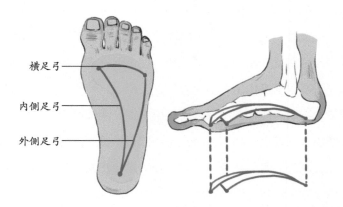

正常走路时足底板触碰地面的顺序依次是：外侧足弓—横足弓—内侧足弓。走路时要充分利用3个足弓缓震和变速。

如何纠正错误的走路姿势

纠正走路姿势，能改善体态提升气质，还能缓解身体的疼痛。同时，正确的走路姿势能够有效地锻炼核心力量，肌肉在运动，就能消耗热量，达到减肥的效果。不过，要知道人们婴儿时期通过1年的学习摸索才学会如何走路，那我们纠正错误的走路姿势也必然需要一些时间，不是一天两天就能习惯的，跟着下面的动作练起来。

1. 单腿站立控制

抬起一只脚，用单腿进行站立，打开双臂，用来保持平衡。平衡之后两只手臂有规律地同时上下摆动，过程中为了维持身体的平衡，需要收紧腰腹，在一侧练习3分钟后换另一边。

2. 俯身后抬腿

每组练15~20次。每侧做4组。这个动作可以激活大腿后侧和后链。

3. 强化核心肌群

动作过程中腰部保持贴地，一共做30个，分成5组完成。训练躯干的稳定性。

4. 拉伸髂腰肌

拉伸的是包括髂腰肌在内的肌肉筋，两侧交替，每侧都要做3组，每组维持30秒。

5. 不平衡感纠正

通过扭曲骨盆达到纠正的效果，同时拉伸髂股束和腹斜肌在内的螺旋转，每侧4组，每组30秒。

6. 纠正长短腿

如果你有长短腿问题，用这个动作进行拉伸，你会明显发现有一边会更紧张一些，需要着重注意练习那一侧。做动作时保持深呼吸，每组做6~9次呼吸，一边做3组。

好了，讲了那么多，你们看明白了吗？只要努力坚持这些训练，就能有效调整背部、臀部、大腿后链和足弓，放松紧张的肌肉筋膜，接着建立新的发力顺序。坚持练，正确步态指日可待！

第四章

会吃会睡才能瘦得快

掌握了科学的训练方法，你还要注意的是控制饮食和良好的睡眠。而这些可能比运动还要关键。本章教你了解"热量""营养素"的基础知识，并对减肥期该如何吃给出了具体且实用的建议。减肥并不一定要饿肚子。大叔教你"既能吃得有营养，同时又能瘦"的饮食方法。

第一节　饮食篇

一　热量的概念

"三分练，七分吃"是所有健身人士的基础常识，平时大多数人都在强调训练的重要性，但对于减肥者来说，饮食比训练要重要得多。肥胖，就是由于长期的不运动加上没有合理的饮食造成的。肥胖的人几乎都喜爱油腻的食物，例如火锅、油炸食品等。这样的食物含有非常多的油，也就是我们日常生活中最大的热量来源——脂肪。如果每天摄入的热量都大于人体当天消耗的热量，对于那些多出来的热量，你的身体会很聪明地帮你转化成脂肪以供未来使用。脂肪多了，就会变成肥胖患者。

过度地饮酒也是非常容易长胖的。酒精所含有的热量仅次于脂肪，排在所有食物热量的第二位，虽然有些人从食物中摄取的热量并不多，但是过度地饮酒也在无形中增加了热量的摄取。

科学的减肥方式就是合理的运动训练配合饮食习惯的调整。控制饮食并不是意味着节食，而是控制摄入的热量，为身体制造热量的缺口，获得最好的减脂效果。

而增肌是一个非常缓慢的过程，除了需要长期坚持训练，饮食也是非常讲究的。增肌就是一个通过训练让肌肉纤维产生轻微损伤，然后再由人体自我修复的过程。一旦在这个过程中营养没能及时跟上，增肌的效果就会很难体现。

让人比较困惑的是到底需要吃什么才能有利于增肌。市面上有各种健身餐，虽然花样繁多，不过它们都有一个特点，就是都含有丰富的蛋白质。差不多每一份健身餐中都会含有鸡肉或其他肉类，这是因为肌肉的生长需要大量蛋白质的供应，蛋白质的作用是为肌肉提供良好的生长环境以进行修复。增肌其实就如同盖楼房，而蛋白质就是盖楼用的砖瓦，砖瓦越多楼房就越高，但蛋白质也不是只有好处，摄取过多也会造成脂肪的堆积，并且会对身体造成负担。要在适合自身的情况下，尽可能地补充，这才是摄取蛋白质的关键。

讲了这么多，相信大家对饮食与增肌、减脂之间的关系已经有了一个大致的了解。无论是增肌还是减脂，对于刚接触健身的人而言，随着训练强度的增大，身体所需要的营养需求也会增加，所以你需要在日常的食物摄取中多增加一些蛋白质，减少一些脂肪，再加上充足的碳水化合物来应对日常训练的消耗，这样日复一日地坚持下来，你就会得到你想要的完美身材。

想要学会评估自己的饮食，给自己制订合理的饮食计划，首先需要了解食物是如何提供热量，以及我们需要的营养种类有哪些。

什么是热量？人体每天都需要运动，就算你一整天都躺在床上，你仍然需要呼吸，你的心脏也会不停地跳动为你的全身输送血液，而这些都需要消耗热量（即能量）来完成。人类并不能像植物一样进行光合作用产生能量，所以就需要吃东西，摄取食物中的能量和营养素。不同的食物能够为人体提供每天所需的蛋白质、维生素、脂肪和碳水化合物等。这些被吃到肚子里的东西，会在人体内进行一系列复杂的生物反应，产生能量供人体消耗。当我们摄入的能量多于我们消耗的能量，多余的部分会转换成脂肪作为能量的储备留存在身体里，脂肪多了，人就慢慢胖起来了。

目前用得比较多的热量单位是千卡（kcal）。1千卡是1升水温度升高1度所需的热量。我们在便利店买东西也会经常看到有用"千焦"（kJ）为单位的，平时可以自己估算一下食物的热量，1千焦约为0.24千卡。

人体主要有3个途径可以消耗热量：第一是基础代谢，占人体每天总热量消耗的60%~70%；第二是日常活动消耗，例如每天行走的消耗和刷牙的消耗，而它们的热量消耗占比是15%~30%；第三是进食引起的能量消耗，不单单包括咀嚼动作，食物在胃部被人体消耗时也是需要额外的热量的，不过它的占比是最小的，只有10%左右。

通过饮食能够摄取到的营养素包含维生素、微量元素、有机酸、蛋白质、脂肪和碳水化合物等。它们所含的热量情况：每克碳水化合物拥有4大卡热量；每克脂肪拥有9大卡热量；每克蛋白质拥有4大卡热量；每克有机酸拥有2.4大卡热量。计算热量时主要考虑碳水化合物、蛋白质和脂肪，计算公式为：

热量＝碳水化合物克数 ×4+ 蛋白质克数 ×4+ 脂肪克数 ×9

（如果喝酒，需要额外加上酒精克数 ×7）

三　各种营养素要均衡

知道怎么计算热量之后，还需要知道人体所需的营养素有碳水化合物、蛋白质、脂肪、维生素、矿物质、水和及纤维素。在减脂过程中的每一餐都不能缺少这7种营养素，接下来简单介绍一下它们的功能，方便以后来做选择。

1. 碳水化合物

碳水化合物作为提供能量的主要物质，具有调节细胞活动能力的特殊功能。碳水化合物大多以葡萄糖、糖原和含糖的复合物这3种形式存在生命体中。不同存在形式的碳水化合物发挥的功能也不相同。比如：膳食中碳水化合物是人体最主要的能量来源；碳水化合物参与细胞组织的构成和多样性的细胞活动；碳水化合物还能节约人体蛋白质和抗生酮，具有增强人体肠道功能的效果，帮助排出人体毒素。

将碳水化合物进行细分，有单糖、二糖、低聚糖和多糖这4种糖类。

通过食物摄入的碳水化合物在体内经过消化系统的多种生物酶的反应，能够转化成葡萄糖和其他单糖。在日常的食物摄取中，建议碳水化合物产生的热量占总摄取热量的60%~65%，每一克葡萄糖能够产生4千卡热量。平时按照中国人的饮食习惯，日常饮食中米、面作为主食摄取量比较大，它们的碳水化合物大部分为多糖，同时还能摄取蛋白质、脂肪和维生素等营养素。不过摄入的糖类只能起到补充能量的作用，并没有其他营养素的功能。

碳水化合物在每个细胞内的含量大概是2%~10%，是细胞组成的重要物质，多以糖脂、糖蛋白和蛋白多糖的形式分布于细胞膜、细胞间质、细胞浆和细胞器膜中。

主食之所以被称为主食，是因为它们在一餐中处于主要的地位，是碳水化合物的重要来源。如果摄取的碳水化合物量不足，人体只能退而求其次，分解蛋白质获得能量，影响肌肉生长甚至降低肌肉含量，所以就算你是在减脂期间，还是建议每天摄入至少150克的主食。

糖类是维持大脑工作的重要元素，人体血糖含量下降时容易导致犯困、头晕、心悸等不良反应，而且损伤大脑细胞。简单来说，不吃饭还真有可能变愚钝，所以大家一定要记得吃含有碳水化合物的食物。戒掉碳水化合物，只会让你学习和工作的能力下降，脑力工作者和学生一定要慎重，用科学的方式减肥才是最好的。在准备训练的半个小时之前，也要吃些含有碳水化合物的食物，以免在训练过程中发生低血糖的现象。

碳水化合物有这么多好处，坏处就是一旦摄入过多，人体会将多余的能量转化为脂肪存在身体里以供日后使用。你的身体其实是在为你着想，不过我想你也不希望被身体这样"过度关心"吧。人体脂肪过多，就容易造成高血压、高血脂和糖尿病等疾病，所以每天碳水化合物的摄入量不应该太少，但是也不能过量摄入。

碳水化合物的主要来源为以下这些食物：糖类（白砂糖、黑糖、果糖等）；谷物类（大米、小麦、玉米、燕麦等）；各种水果、根茎蔬菜类（土豆、胡萝卜、红薯等）；豆类。

为什么专家们总是建议吃一些粗粮类的食物，或使用粗粮进行加工的食物，比如全麦面包？因为这类食物中含有的碳水化合物都是具有大量纤维的，属于对人体有益的。一些精加工的谷物（如面、米饭）中含有的碳水会被身体快速转化吸收，更容易让人长胖，所以如果想要调整饮食帮助减肥，第一步就是要学会如何挑选含有碳水化合物的食物。

2. 蛋白质

蛋白质是化学结构非常复杂的一种有机化合物质，作为人类必需的营养素，获取的来源不仅仅包括蛋类，所有动物植物都含有蛋白质，而且蛋白质也跟它的名字不一样，不是所有蛋白质都是白色的，比如人体血液中的血红蛋白就是红色的，绿叶中的叶绿蛋白就是绿色的。

蛋白质由氨基酸组成，氨基酸分为必需氨基酸和非必需氨基酸，这里的"必需"是必须从食物中获得的意思，不是人体需不需要的意思。"非必需氨基酸"是指人体本身可以生成的氨基酸，不一定非要从食物中摄取。

平时可以多吃一些动物蛋白，比如牛奶、蛋类中含有的动物蛋白品质都是容易被人体吸收消化的，而且摄取的氨基酸齐全不容易引起痛风。建议多吃含动物蛋白的食物。在动物蛋白中，牛奶、蛋类的蛋白质是所有蛋白质食物中品质较好的，因为它们都属于容易消化的蛋白质。蛋黄中含有的蛋白质量略高于蛋白，但是蛋黄含有大量的脂肪，而且一枚普通鸡蛋含有的300毫克的胆固醇都在蛋黄内，吃多了会给人体带来负担，所以不建议在减脂期的人食用蛋黄。普通牛奶中的脂肪含量也不低，想要减肥的人可以购买脱脂牛奶。

除了动物蛋白，植物蛋白也是我们获取蛋白质的来源。对于素食主义者来说，最容易摄取的植物蛋白是大豆蛋白。大豆中含有35%的植物蛋白，以大豆为原材料制成的豆制品也具有降低胆固醇和抗癌的作用。在蔬菜当中，菌类也是蛋白质的来源之一，非常适合减脂期间的人食用。

生物价在生物学上是蛋白质营养价值的评估标准，它是指生物体内储留氮量与吸收氮量的百分比值。简单来说就是一百克食物中能转化成人体蛋白质的质量。

天然的食物中生物价最高的是蛋类（94），其次是牛奶（82），鱼（81），牛肉（73），黄豆（66），糙米（70），白米（63）和全麦面粉（59），白面粉则仅为（51）。乳清蛋白比较特殊，能够被人体全部消化吸收，所以生物价是100%。

3. 脂肪

在减脂时，很多人都是谈"脂"色变，唯恐避之不及，但是长期不摄入脂肪会对身体造成很多负面影响，比如降低肠道润滑性，皮肤变差，脸色黯淡等。那到底该怎么摄入脂肪呢？相信本书接下来的介绍会解开你心中的疑惑。脂肪酸是组成脂肪的成分，可分为饱和脂肪酸和不饱和脂肪酸（有单不饱和脂肪酸和多不饱和脂肪酸，这里就不进行详细介绍了）。人们一般认为在常温下固态的是脂肪，而常温下液态的是油，其实两者本质是相同的。不饱和脂肪酸含量较高的脂肪熔点较低，在常温状态下多为液态；植物中含有的不饱和脂肪酸较多，因此我们常见的橄榄油、葵花油等多为液态。当膳食中不饱和脂肪酸含量不足时，会引发心血管疾病，影响记忆力和思维能力。所以说橄榄油是健康的油，但是过量摄入肯定也是不好的。饱和脂肪酸与不饱和脂肪酸相反，它的脂肪熔点比较高，比如猪油、黄油和牛油等。所以说，我们说的"油"其实就是脂肪。

但是我们日常生活中还是喜欢把这两者分开来说。大家总觉得想减肥了，吃蔬菜叶子再来个红薯就好，不吃肉就一定能瘦，但是生青菜或水煮菜叶子，相信大家一般都难以下咽吧。学习了国外制作沙拉的方式，加上了美味的蛋黄酱，或自制的一些油醋汁，拌上满满一盆，营养确实会比之前的单一饮食来得好，但是从热量角度来说，却比原来的饮食低不到哪去，有时甚至更多。这些都是因为你加入的蛋黄酱和美味油醋汁造成的。目前国内市面上大部分的蛋黄酱中都有80%以上的脂肪含量，而油醋汁中，一般都有大量的橄榄油。橄榄油可是纯脂肪，所以想要通过这样的"吃草方式"来减肥还不如让自己美美地吃几顿。因为纯动物的肥肉中脂肪含量为65%左右，远不如蛋黄酱和橄榄油。在日常生活中，还有很多脂肪都是你肉眼看不出来的，例如牛油果有20%的脂肪，士力架有25%的脂肪，薯片有33%的脂肪，开心果有45%的脂肪，核桃中的脂肪含量更是高达65%。

通过前面的讲解，相信你应该明白了，各种动物脂肪或植物脂肪进入你的体内，让你长胖的能力都是数一数二的。不过不同的脂肪酸对人体还是有不同的效果，比方说健身人士都推荐的橄榄油，就拥有软化血管的功能，降低心血管患病的概率。

可是刚才都说了，脂肪能够高效地让人体长胖，那么想减肥，索性就都不吃脂肪了。在这需要告诉你，这样的想法是完全错误的。

这样做的话，刚开始会因为饮食习惯的问题，导致你的生活变得枯燥无味。时间久了之后，还可能导致营养不良和肾功能受损。在你完全断掉脂肪来源之后，人体会通过其他的营养物质合成某些脂肪酸，但是有两种脂肪酸是人体无法合成的，而且是对健康非常重要的，即 $\Omega-3$ 不饱和脂肪酸和 $\Omega-6$ 不饱和脂肪酸。它们只能从食物中摄取，所以被称为必需脂肪酸。富含这两种必需脂肪酸的食材有菜籽油、大豆油、豆制品、沙丁鱼、三文鱼等。我们必须每天通过这些食物摄取这两种脂肪酸，当然用鱼油药丸这样的保健品也是可以的。

4. 维生素

维生素是维持人体健康所必需的一类有机化合物。维生素不同于碳水化合物和蛋白质，不能够提供能量和组成细胞，但是它是人体中的一类调节物质，在人体内的物质代谢中起到极其重要的作用。这类物质部分是体内不能合成的，又有部分是人体合成量不足的，所以虽然需求量较少，但必须经常通过食物摄取来供给。它在人体代谢的过程中不可或缺，是极其重要的有机化合物。人的身体时刻都在进行着各式各样的生化反应，就好像是一个特别大特别复杂的化工厂。酶，就是这个工厂里非常重要的东西，很多的反应都需要酶的催化作用。不过要想酶在反应中产生活性，就必须要有辅酶的介入。根据目前的科学研究表明，大部分维生素都是酶的辅酶或是构成辅酶的组成分子。所以说维生素是调节机体代谢的重要元素。一般来说，维生素都是以"生物活性物质"的形式存在于机体组织中。

人体在什么情况下会缺乏维生素呢?

- 从食物中摄取不足。例如食物种类单一、储存不当、烹饪破坏等。

- 吸收利用降低。例如人体的消耗系统产生了疾病，无法正确而有效地吸收，又或是脂肪摄入过少，脂溶性维生素只能溶于脂肪进行分解吸收。

- 维生素需要量相对增高。例如刚生完孩子的女性，抵抗力较弱的儿童，特殊工种的人群。

5. 矿物质

矿物质与维生素相同，都是人体所必需的元素，而且矿物质本身是无法被人体产生、合成的，人们一天矿物质的摄取量也是确定的，不过由于不同的年龄、性别、身体状况和工作环境等因素，不同的人会有轻微的区别。

我们人体中含有各种各样的元素，其中碳、氧、氢、氮等是以有机物的形式存在于人体中，还有60多种元素被统称为矿物质，也叫作无机盐。这60多种元素中有25种是人体所必需的。钙、镁、钾、钠、磷、硫和氯7种元素是人体中矿物质含量占比最多的，占比约 60%~80%，被称为宏量元素。其余14种元素（铁、铜、碘、锌、锰、钼、钴、铬、锡、钒、硅、镍、氟和硒），它们的存在数量极少，在人体中占比几乎不到0.005%，被称为微量元素。

矿物质与人体的重量相比都不足5%，但是这不证明它对人体来说无足轻重。矿物质在机体的生理作用中起到极其关键的重要作用，而且只能通过外界获取，人体本身并不能合成它们。首先，矿物质能够组成机体组织，比如钙、镁、磷是构成骨骼的主要成分；其次，能够维持机体的酸碱平衡和正常渗透压，人体最重要的血红蛋白就需要铁和碘的参与才能合成。

人每天的新陈代谢都会排出一定数量的矿物质，因此必须通过饮食来进行补充。不过某些微量元素少量摄取是有好处的，不过摄取稍微多一些就可能导致中毒，所以过量的摄入不但无益反而有害。

6. 水

健身中喝水的好处是什么呢?

● 抑制食欲。通过喝水能够让你得到饱腹感,水会让你的口腔和胃部感觉有吃东西的感觉,而且水分可以撑起胃部的空间,从而降低人的食欲。

● 增强肌肉。人体水分含量下降,肌肉弹性也会相对下降,皮肤因为缺乏水分而松弛。多喝水有助于增强肌肉,使得肌肉可以加快消耗热量。所以,多喝水增加了热量的消耗,就会增加减肥的效果。

● 促进肝脏内脂肪的代谢。过多的热量摄入,导致脂肪堆积,产生多余的内脏脂肪,对人体有特别大的危害。水在人体内可以促进肝脏内脂肪的代谢,所以喝水对于体内的脏器也是有特别多的好处。

肥胖者如果每天的饮水量不足,身体内的脂肪代谢会因为缺水导致效率变低。相反,在人体缺水的情况下,身体会自发性地保留水分,即让身体积蓄一部分水作为补偿,反而会在体重数字上有所增加。

有些时候,我们感觉到饥饿是因为身体缺水导致的。所以对于想要减肥的朋友们,你可以在吃东西前10~15分钟先喝一杯水,再进行判断你是否是真的饿了。有效地补充水分能够减少人体的热量摄入,帮助减肥。

大吃大喝后身体不需要的物质会在体内累积,如果不及时排出体外容易造成脂肪堆积。

7. 纤维素

纤维本身不提供能量,但有多种对人体有益的功能,被称为"体内清洁剂",而且能够促进减肥。纤维素比重小、体积大,进入体内后,需要较长时间进行消化,在胃里面停留时间较久,能够增强人的饱腹感,就不容易多吃东西,减少热量的摄取。而且含膳食纤维多的食物热量一般都比较低。

这些就是我们需要了解的7大营养素,知道了它们的作用,才能为减脂提供更好的计划安排。千万要记住,不管是加餐还是正餐,每餐都需要含有这些。饮食是门科学,不是少吃或不吃,而是要吃得合理,吃得健康。这样在保证身体健康的前提下,体重才能大幅往下掉。

三　减脂期需要避开的食物

有很多食品是我们在减脂期间一定不能碰的"违禁品"。

1. 二次加工的乳制品

市面上大部分的乳制品都有非常高的热量，里面含有的长链甘油三酯，容易让人囤积脂肪。不过只要你选择正确的乳制品，还是对身体健康有很多帮助的，比如说脱脂牛奶。再比如说，可以用椰子油来取代日常烹饪中添加的奶油。椰子油中的中链甘油三酯可以帮助燃烧脂肪。

还有就是起司类的产品，尽量选择纯天然、少添加的起司产品。

2. 高糖果汁和含糖饮料

门店做的果汁绝大多数都添加了大量的糖分和不好的人工添加剂。这样没有灵魂的果汁，跟含糖饮料又有什么区别呢。一杯无糖的黑咖啡效果更好。自制果汁也要避免使用含糖量过高的水果，如香蕉、西瓜、芒果等。建议使用猕猴桃、番石榴等含糖较低的水果。

含糖饮料，一般都加入了大量的人工糖浆或果糖，大量的果糖会导致身体脂肪的增加。你可以选择在水中加入喜欢的水果或草本，比如柠檬、薄荷等，来自制饮料。

3. 加工肉类

肉类是人体蛋白质的主要来源，能够为人体一天的活动提供能量，并促进肌肉生成。但平时常吃的火腿、热狗、香肠和腊肉，却会拖垮你的减肥计划。经过二次加工的肉类食品，往往会加入大量的食品添加剂让它们变得更加美味、口感更好，但是过多食用只会给身体带来更大的负担。吃肉类尽量选择含有优质蛋白质的食材，比如鸡肉、鱼肉、虾仁、牛肉等，并且是非二次加工的。

4. 酒类

如果你喜欢参加各种聚会和朋友狂欢，喜欢被酒精麻醉的滋味，酒类很可能就是你肚子脂肪的主要来源。

5. 杂粮粥类

杂粮确实有很多好处，降血糖、降血脂，调节消化系统等，看似是特别好的减肥助手，但是如果食用不当，它也会成为长肉的帮凶。因为杂粮的本质，还是碳水化合物。杂粮可以完全成为碳水化合物的补充，但要控制量。以一个成年人为例，每次吃50~150克即可，烹饪时也要注意清淡，尽量少添加调味品。

6. 面包类

面包本身就是精加工的碳水化合物制品，它会导致体重增加、腹部脂肪囤积。不过也不是所有的面包都是让你长胖的元凶，全麦、谷类的面包制品，含有比较丰富的纤维，相对于精加工的面包，不容易发胖，适合减脂人群食用，但也要注意控制量。

7. 号称低热量的零食、饮料

目前市面上主打低热量的食物往往都能畅销，利用了人们的消费心理，但是这些食物大部分添加了其他的食品添加剂来丰富它的味道和口感，比如咸味苏打饼干、便利商店售卖的低热量餐。不要一看到"低热量"这样的字眼就随便吃，这些食物易消化，没有饱腹感，而且单一的营养结构并不能满足人体每天的需求。长期依靠这些食品，容易营养失衡，一旦恢复正常饮食会更加容易反弹，所以宁愿正常饮食，也不要用这些食物取代。

8. 盐分

盐的主要成分就是钠，虽然它不会让人增加脂肪，但是会增加心血管的负担，而且容易让人体水肿。使用一些别的天然香料可以在味觉上替代盐的作用，例如姜黄、罗勒叶、黑胡椒等。

四　各种不靠谱的饮食减肥法

接下来讲讲现在流行的不靠谱的饮食减肥法，大家千万不要尝试。

1. 吞棉花球减肥法

有人节食能忍饿，有的人一饿肚子就受不了，怎么办？最近在网络上也看到一些人选择吃棉花球，让自己产生饱腹感，从而减少食物的摄入，减轻体重。但这个方法是非常危险的！

2. HCG注射减肥法

HCG（人绒毛膜促性腺激素）是一种从孕妇尿液中提取的糖蛋白激素。注射一针可以一个月瘦25斤。是不是很诱人？不过它是有附加条件的，注射后每天只能摄入500千卡（正常成年人一天大概摄入1 500~2 000千卡）。这不就是节食减肥吗？而且，在医学上使用HCG是用来治疗不育症的，药物外包装上还标有警告标签"不要用于减肥"。

3. 白菜汤减肥法

这个和苹果减肥法之类的没什么差别，道理都是相同的，只吃单一的食物进行节食。一味地追求"原味"，不加任何调料。这种方法在短时间内确实能使体重的数字降低，一周左右的时间就能让你的体重数值下降10斤左右。但是，这种方法只会造成严重的饮食不均衡，而且在结束减脂期后的反弹会更加厉害。

五　相对合理的饮食减肥法

下面来说说相对合理的饮食减肥法，大家可以参考看看。

1. 容量测定饮食法

这种饮食法是用不同的密度将食物进行分类。密度就是物体的重量与体积之比。同一质量下，密度越大，它的体积就越小，不容易填满我们的胃部空间，就容易产生饥饿，比如说饼干、比萨等；相比于吃同样重的蔬菜和某些水果（比如生菜、西瓜等）摄取的热量会更多。所以我们要学会吃密度小的食物，多吃蔬菜和低糖水果，这样不仅能达到减肥的效果，还能均衡我们的营养。

2. TLC饮食法

TLC饮食法的英文是"therapeutic lifestyle changes"，翻译过来就是"治疗式生活方式改善"。注重增加低脂肪食物的摄入，减少每天获取的饱和脂肪的量，降低人体的坏胆固醇。具体执行方法是，多吃新鲜蔬菜和含糖量低的水果，肉类只吃瘦肉、只吃去皮后的鸡鸭肉、多吃鱼肉虾仁等，尽可能避免全脂牛奶和全脂乳制品，选择少油的食物。现代营养学家觉得这种饮食法各方面都能满足人体需求，有益心血管健康。

3. 得舒饮食法

得舒饮食法之前是辅助治疗高血压的方法，后来医学界发现对于减肥也是非常有效的。崇尚少油少盐、高钾高镁、多多摄取丰富的膳食纤维和不饱和脂肪酸。平时一日三餐多以全谷物、瘦肉蛋白、蔬菜、低糖水果和低脂肪乳品为主，少食用热量高的甜食或油炸食品。主要强调减少对盐的摄入量。这种饮食法能够满足人体全面的营养需求，适合长期减肥的人使用。

4. 地中海饮食法

根据科学统计和报道，在地中海附近生活的人群寿命都高于世界平均水平，癌症和心血管疾病的发病率都非常低。后来医学界根据这一现象进行研究，发现长寿的秘诀主要归功于他们的饮食习惯。地中海区域的人群，他们的菜谱中，主要以多种多样的植物性食物为主，例如橄榄油、蔬菜、豆类、谷类和水果，最重要的是橄榄油。这种饮食习惯被称为地中海饮食法，长期使用该方法，能够有效均衡人体营养结构，控制我们的体重。

5. 弹性素食法

这个"flexitarian"是"flexible"（灵活的）和"vegetarian"（素食者）的组合词，成为了一种新概念，叫作"弹性素食主义"。主要方法是日常饮食摄入中多以蔬菜、水果为主，一周只吃一次的肉类食品。比起纯素食，这种饮食方式所提供的营养会稍微全面一些，而且执行起来没有那么大的抵触感，利于长期减重。

6. 梅奥饮食法

这种饮食方法是美国的"梅奥诊所"提出的，所以被称为梅奥饮食法，核心思想是让健康的饮食变成人们终生的习惯。以"梅奥减脂金字塔"为指导，进行饮食选择。主要内容为多吃新鲜蔬果，占每一餐大部分的量，因为蔬果富含各种微量元素、维生素以及大量的膳食纤维；再补充部分全谷物碳水化合物、不饱和脂肪和低脂蛋白，并结合规律的运动，以减去体重。梅奥饮食法在辅助治疗糖尿病方面有着明显的效果，而且这么吃具有丰富的营养和安全性，适合人们终生使用。

7. 阿特金斯饮食法

很多人在用，而且有人很喜欢用这种方法来减肥，因为效果快。通过断绝碳水化合物的摄入，日常所需的所有能量都通过高蛋白的食物获得。人体不得不只通过代谢蛋白质的方式来获取能量，因为没有碳水化合物供人体使用。这样身体会主动去消耗脂肪生成能量，从而达到降低体脂率的效果。短期内，使用该方法的人能够看到体重的明显变化，但是长此以往，不全面的饮食习惯，对于身体健康是有损害的。同时对于女生来说，可能会造成月经不调。蛋白质摄入过多，会增加肾脏负担。碳水化合物是让头脑能够正常运转的重要元素，人体没有碳水化合物会导致脑细胞受损，而脑细胞受损大家都知道是不可逆的，所以会变笨。

8. 旧石器饮食法

和阿特金斯饮食法差不多，都属于"区域饮食法"，就是规避一种营养素（可能是碳水化合物，也可能是蛋白质，也可能是脂肪）。强调学习和参照旧石器时代人类的饮食习惯。只吃纯天然的动植物食物，不吃二次加工食品。这样做能够有效地断绝食品添加剂的摄入。这种方法是肯定可以帮你短期内减少一定的体重的，但未必适合现代社会的现代人类。

9. 轻断食饮食法

这是目前很多人都在用的一种减肥饮食法，又称5∶2饮食法，就是7天内选择5天的正常饮食，然后再挑不连续的两天出来，把当天摄入的食物热量控制在基础代谢的25%左右。食物以低盐低脂低糖为标准，用GI指数低的碳水化合物（如红薯、燕麦、杂粮等）、优质蛋白（如鱼肉、虾仁、去皮鸡肉等）和富含纤维的水果蔬菜为主。据说这种饮食法，不仅能减肥，还能帮助食用高油高盐的我们清理肠道。纤维有减少人体脂肪吸收的功效，且轻断食期间摄入的能量低于正常值，创造了热量缺口，的确拥有瘦身减肥的效果。但是因为选择少摄入，容易引起胃部疾病。

六　适合素食者的饮食减肥方案

作为不食用肉类、鱼类、禽类及其副产品的人，素食者们在饮食上的讲究很多。但几乎所有的素食者来找我定制减肥训练计划时都会问："素食者是不是不能健身？"答案当然是否定的。之所以会有这样的误区和疑问，是因为健身对于饮食的要求非常严格。

光是蛋白质这一项就可以说明很多问题。肉类、蛋、奶是蛋白质的主要来源，素食者们不食用这些食物，对肌肉的生成会有很大的影响。同时，长期吃素的人，容易缺钙，导致骨质疏松，训练质量就无法提高。素食饮食不代表清淡饮食，不按照健身需求进行饮食，影响还是比较大的。

那要如何调整呢？教你4个方法。

方法1

挑选疏菜和主食时，尽量选择含有蛋白质的蔬菜和豆类。此方法适用于所有素食者和减肥人群。大叔一直强调，要想科学减肥，必须先了解我们的饮食配比。

蛋白质：蔬菜：碳水=6：2：1

从这个配比中我们就能看出，蛋白质的需求量非常大，但是很多素食者坚持不吃肉、蛋、奶，他们会觉得蛋白质可以从其他食物中摄取。比如腐竹、西蓝花、荷兰豆、鹰嘴豆这些食品都有不算少的蛋白质。不过它们也有缺点，因为这些蛋白质，跟你健身减肥所需要的量相比，根本不值一提！更要命的是，这些蔬菜和豆类等，淀粉含量都不低，如果为了补充蛋白质大量食用，同时还会增加淀粉的摄入，这也会导致发胖。所以，不如把它们当作主食来吃，这样在补充能量、纤维素的时候，还能为蛋白质添砖加瓦。

方法2

选择补剂（主要是蛋白质补剂）最适合纯素以外的素食人群。净蛋白质的最佳补充剂是乳清蛋白粉，它可以用做代餐，代替鸡蛋和肉类食品。如果你是因为不喜欢肉类、鸡蛋的味道，那么乳清蛋白真的是最好的蛋白质补充选项。但乳清蛋白粉的主要成分是乳清蛋白、牛奶蛋白、酪蛋白这些乳制品，所以纯素的朋友就不能吃了。纯素者可以吃大豆蛋白，但是大豆蛋白雌激素偏高，还是不太推荐。

方法3

通过选择特殊的蔬菜补充微量元素，因为素食人士不吃肉，铁、锌、钙等元素需要我们有目的性地从特定蔬菜和干果中进行获取。

铁：从大部分深色蔬菜中能够得到，比如西蓝花、菠菜等。

锌：坚果类食物，比如杏仁、瓜子、开心果、芝麻等。

钙：菠菜、西蓝花、杏仁。

方法4

注意多补钙。

● 从食物中进行摄取，比如绿叶菜。

● 调整酸性食物的摄取，不要让自己的体质偏酸。

- 增加运动量，能够增强我们的骨骼强度。
- 多晒太阳，促进钙质的吸收。

素食健身者很容易陷入一个误区，认为通过素食的饮食方式，也能够训练出大量肌肉。肌肉的生长需要蛋白质的补充，达到健美身材更是需要摄取大量的蛋白质。首先，健身的目的有很多种：想要练成大块头？还是想要减肥？还是只想要腹肌？其次，增肌的饮食比例和减肥完全不同，素食者只要饮食量够大（碳水化合物甚至可以比蛋白质多）、训练重量可以跟上，练成大块头是很正常甚至可以说是容易的事。

但减肥是不一样的！因为素食者的减肥饮食中，蛋白质很难达到所需的量，反而碳水化合物更容易超标。同时，补充蛋白质的最大来源——豆制品，会严重影响雌激素，这对减肥是不利的。所以增肌的素食者不能跟减肥的素食者相比。

七　吃的少等于减得快吗

为啥超模能吃那么少，她们不会饿吗？看着电视上身材那么好的模特，他们平时的饮食都是怎么样的？

接下来从两个方面（饮食方案＆意志力），给大家分析一下，她们的饮食方案有什么可以借鉴的，以及她们为什么能做到吃这么少还很健康、很有活力。

1. 饮食方案

超模应该不会总觉得很饿，因为她们的饮食方案营养、专业。方案主要分为9点。这些，我们都是可以学习借鉴的，尤其是动不动就"饿得难受"的朋友们。

- 饮食要按照体重来计算

维密天使的体重都不大，即使是身高177厘米的模特，体重也只是在55千克上下（当然肌肉比例比较高，所以线条好看）。按照我之前强调了很多次的公式来算，减脂期间，她们一天也只需要摄入308克的营养素：分别是165克的蛋白质、88克的碳水化合物和55克的脂类。当然非减脂期可以吃更多。

再强调一次营养素的摄入公式：

蛋白质一天的摄入量：体重每斤 × 1.5克

碳水化合物一天的摄入量：体重每斤 × 0.8克

脂类一天的摄入量：体重每斤 × 0.5 克

- 饮食中蛋白质要充足

碳水化合物能够给你提供身体所需的能量，但是它会让你比较容易饿。人体消化代谢碳水化合物的速度远大于人体消化代谢蛋白质的速度，因此多吃蛋白质能够增强我们的饱腹感。比如，早上可以用 2 个鸡蛋白和 1 杯脱脂奶代替 1 碗燕麦作为早餐。

- 绝不吃太多糖

关于糖类的危害我已经写过好多篇文章了，这里主要是讲，糖分的摄入会让血糖水平波动剧烈，更容易产生饥饿感。

- 少吃加工食品

加工食品方便，但都没什么营养价值，还都很不健康，不仅缺少丰富的膳食纤维和其他营养成分，较高的碳水化合物会让我们的血糖指数快速升高。

- 提高吃东西的频率（少吃多餐）

也可以在我的微博主页搜索"少吃多餐"，看详细的科普。把每天要摄入的营养，分配在三餐和两次加餐中，你会拥有更好的身材，也不会觉得饿。加餐可以吃鸡蛋白、苹果和乳清蛋白粉之类的。

- 多喝水

有时你感觉到的饿并不是真的饿，而是因为人体轻微脱水了。这时你只需要及时补充水分就好。可以在我的微博主页搜"喝水"看更详细的科普。

- 吃东西时要集中注意力

很多人喜欢一边吃东西，一边看电视什么的。这样会给大脑传递一个错误的信号，把注意力全放在了看电视上，忘了记录我们在吃什么。所以吃饭的时候最好把注意力集中在食物上，不然很容易就会又饿了。

- 不要有压力

很多人爱吃东西，总觉得饿，其实是因为自己压力太大，吃东西能让人觉得开心。但又总担心吃得多了会变胖，一吃多了又想着"干脆以后再减肥吧"。较大的压力会增加人体内皮质醇的含量，它的含量增多只会让人们更想吃东西。

- 别研究太多吃的

很多人减肥的时候，很爱研究各种饮食方案，尤其是市面上多了很多"区域饮食法"的减肥方案，各种乱来。大叔从业这么久以来，一直都强调，越简单的东西越好用，减肥的饮食方案，没有那么复杂，也不需要赶流行。把细节做好，最基础的饮食方案就能帮助你们。

2. 意志力

接下来轮到"道理我都懂，但我就是控制不住我自己啊"的环节了。超模之所以能做维密天使，除了天赋异禀外，还因为她们够勤奋、对自己够狠。这一点你看她们的训练就知道了。

减肥的饮食，当然是痛苦的，不能满足自己的口腹之欲是多么痛苦的一件事。但超模就能坚持，吉赛尔邦辰和她老公（橄榄球巨星）每天都是喝蔬菜和乳清蛋白粉打的smoothie（就是糊糊），坚持了15年。因为她们都知道，这就是好身材必须付出的代价。那些"能吃还能瘦"的谎言，欺骗的都是自欺欺人的人。很多人说"我坚持不了啊，臣妾做不到啊"，那只说明你还是不够渴望好身材。当你特别渴望一件事情的时候，你一定会主动努力去把它做好。

但我们作为平常人，好身材就没有回报了吗？你会有更自信的人生，更好的状态，也会有很多意想不到的收获。聪明的人，都懂得为身材投资，看华尔街每年都办的全能精英赛就知道了。

第二节　睡眠篇

二　百事睡为先

为什么晚睡也会发胖？首先，晚睡会摧毁身体正常的新陈代谢机能，影响"瘦素（leptin）"的分泌，易造成肥胖。其次，肌肉在高质量的睡眠中能够更好地生长，如果晚睡、缺觉，肌肉质量也会变差，无法提高代谢。因为晚睡，所以晚饭也吃得晚，会导致爱吃夜宵，这不仅会对肠胃造成负担，消化系统得不到应该有的休息，影响消化系统的功能，使得脂肪更容易堆积，还会导致第二天的食欲不振，造成营养不均衡，以及肠胃功能受损。（人体胃黏膜的上皮组织细胞更新周期为2~3天，多在夜间进行。熬夜会让你的肠胃在晚上继续工作，严重影响肠道修复过程。如果晚上的食物在胃里停留时间过久，胃液分泌会对胃黏膜产生额外的刺激，长此以往容易造成胃溃疡等病症。）另外，晚睡会对免疫系统造成一定程度的损伤，经常处于熬夜、疲劳、精神不振的状况，人的抵抗力就会下降。人的代谢系统在维持人正常生活的前提下，才能去消耗脂肪帮助减肥的。连健康都保证不了，还有什么力气减肥呢？

实在因为有事晚睡，如果第二天可以晚起，那还好，起码能保证一定的睡眠时间。但如果睡眠也不足就会带来更多的问题，比如过劳肥、注意力不集中、黑眼圈、偏头痛等。更有甚者导致内耳供血不足，严重伤害听力。记忆力会下降，心脏病的患病概率也会升高。对于女性朋友来说，长时间的熬夜容易引起内分泌的失调，出现粉刺痤疮等皮肤问题。如果你不是夜班工作者非熬夜不可的话，一定要赶紧改正，不要养成晚睡习惯。

做法很简单。首先，给自己心理暗示。给自己大脑下一个明确的指令，晚上到点了就必须睡觉，不停地催眠自己。

其次，转移注意力。不要让手机、电脑等产品影响了你的休息时间，在准备睡觉时应该远离手机，而不是通过玩手机让自己疲劳犯困。睡前泡泡脚、做个面膜能够有效放松一天劳累的身心，让自己保持在安静舒适的环境中，就更容易入睡。

减肥大叔 Sam 小讲堂

当人体进入深度睡眠的状态后，大脑皮层才会分泌出大量的成长激素，它能够调节你的身体情况，让你在睡眠期间分解脂肪消耗热量，保证机体的正常运转，新陈代谢率就会提高。

睡眠时间不足会导致你体内激素的失衡，容易有饥饿感，更难控制自己的饮食。

三 睡前饥饿可饮用的饮品

很多人经常问我减肥期间经常半夜饥肠辘辘怎么办。其实睡前一样可以吃或喝东西的，但前提是你要选对食物。以下这几种普通的不能再普通的日常饮品，不但可以帮助你缓解睡觉前的饥饿感，还有神奇功能——利用睡眠时间燃烧脂肪。平时很多人觉得准备睡觉了就不要再吃东西了，因为某些食物中的咖啡因会影响睡眠质量。不过有些营养素是能够帮你在夜里组建肌肉、帮助燃烧脂肪的。如果你正在减肥，可以尝试在睡前喝一些下面这些饮品。

1. 脱脂牛奶

脱脂牛奶中拥有丰富的钙质和色氨酸，而这些物质可以帮你拥有更好的睡眠，让你第二天的精神状态更好。而且牛奶中的酪蛋白是缓慢消化的，可以帮助你的身体在夜晚组建肌肉。

2. 洋甘菊茶

热的洋甘菊茶拥有放松神经的功效，让你的情绪稳定下来。洋甘菊茶还能改善血糖水平。

3. 无糖乳酸菌

含有益生菌的饮料能够增加肠道内的健康细菌量，促进人体肠道消化功能，帮助人体吸收更多的维生素和矿物质。

4. 葡萄汁

不建议准备睡觉的时候喝果汁，不过如果是 100% 的纯天然葡萄汁，因为葡萄中的抗氧化剂——白藜芦醇能够把白色脂肪变成棕色脂肪，所以还是有利于减肥的。

5. 大豆蛋白饮品

豆制品中的大豆蛋白能够诱发人体的褪黑素，改善我们的睡眠质量，同时大豆制品中的色氨酸能够有效降低皮质醇的含量。

第五章

我是如何做到28天瘦30斤的

在信息大爆炸的时代，面对各种各样的减肥方法和健身理论，几乎每个人都会迷茫。我遇到过很多会员，他们减了好几年，结果还是没有变化，或者是瘦了之后体重还反弹回来，或者在减肥过程中，身体的代谢紊乱了，月经紊乱了，最后都在不停抱怨之前的方法不可取。我想说的是，我从以前到现在，只遵循一个原则，就是制造减肥的热量差，即每天的热量消耗大于热量摄入。这样不管多久，我们都可以减下来。首先，方向要对。其次就是过程中想方设法地来提高这个热量差。制订减脂计划的时候，我经常听到很多新手大呼："2个月减20斤这怎么可能？！""3个月瘦30斤，臣妾做不到啊！""这样真的科学吗？不可能吧。"我想说的是，你做不到的话，肯定是细节没做好；你减得慢的话，肯定还是细节没做好。没有减不下来的体重，只有做不到的细节，所以我亲自上阵，证明给大家看。

第一节 亲自上阵，28天减30斤，只想让你别再说"不可能"！

本章是干货满满的减肥心得，我把我每天的饮食情况和训练情况都整理出来，希望给大家提供一点减肥的思路和方向。

首先，我努力地狂吃了3个月，把自己先吃胖了，然后再减脂。这个时候的我，胖到了83千克。

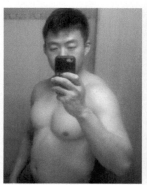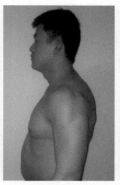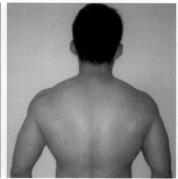

BMI为27时

我这时的BMI是27，体脂是24%。然后我开始实施完整的减脂计划。减脂计划包括无氧器械训练、有氧训练和重中之重的饮食计划。

减脂两星期后的效果

这时感觉体脂少了一些，肌肉的围度变化也不是很大，做训练时力量差别也不太明显。我清楚，按目前的状态来说，之前制订的饮食和训练计划是没有太大问题的。

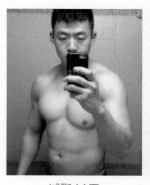

减脂14天

减脂3个星期后的效果

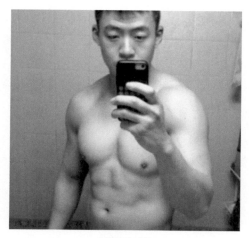

减脂21天

第三周，体脂感觉消耗得很快，体脂率明显变低，力量有轻微变小，由于蛋白质补充足够，总体肌肉流失量不是很大。

再过5天之后

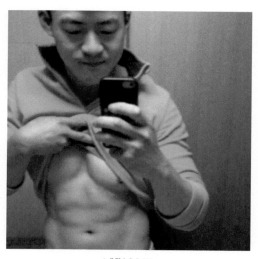

减脂26天

又过了5天，体脂率又降低了，基本达到最初的状态，力量基本没变化。

最后一周

此时的状态，BMI为22.9，体脂率是12%。

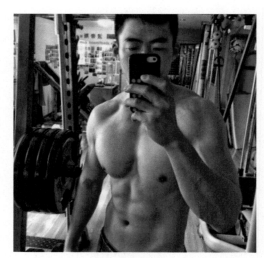

BMI为22.9时

我把体脂保持在12%左右就足够了，大家也只需要把体脂降回到标准即可，这样后期慢慢调回饮食，在锻炼次数减少的情况下，学会规划好一天的饮食摄入量，就不需要担心体重会有回弹的现象。经历了这段时间，最大的感触是，必须学会科学饮食和训练，但是要坚持做下去才是最根本的。我和大家一样，也会觉得减肥很痛苦，不能吃好，吃得很难受。多少次经过小吃摊总是探探头想多闻两次，多少次看到电视的美食节目总是口水往肚里吞。但是你要明白，"只有努力克制自己的欲望，才能获得最后的成果！"大家在减脂的时候可以给自己定下不同阶段的目标，达到了，送给自己一份小礼物。下面给大家分享一下我这28天的训练和饮食情况，希望能给你们一些启示。

二　器械训练

身体五分化

第1天

胸部：

- 杠铃卧推
- 上斜杠铃卧推
- 大飞鸟夹胸
- 双杠臂屈伸
- 俯卧撑

第2天

背部：

- 正手引体向上（宽握；中握；窄握）
- 反手引体向上（中握；窄握）
- 杠铃划船
- 坐姿划船
- 背阔肌平举

第3天

肩部：

- 哑铃肩上推或站立划船
- 哑铃侧平举
- 杠铃片前平举
- 俯身飞鸟
- 反式拉力器飞鸟

第4天

肱二头肌和肱三头肌：

- 杠铃弯举

- 坐姿哑铃托臂弯举

- 大飞鸟肱二头肌弯举

- 单臂哑铃臂屈伸

- 下压（绳索或直杠）

- 俯身哑铃臂屈伸（绳索）

- 窄握俯卧撑

第5天

腿部：

- 宽站距深蹲

- 直腿硬拉

- 箭步蹲或站姿抬手臂

建议大家每天记录训练次数、重量和组数，可以有效监督自己的进步，及时调整计划。

训练时重量采用的是金字塔训练法，即第1组15次，第2组10次，第3组4~6次，偶尔会用冲1次的极限重量，第4组再恢复12次。这样做的目的就是要让身体肌肉得到足够的刺激，防止肌肉失去强度而萎缩。

三　有氧训练

有氧运动的选择也是一个重要的方面，建议大多数女生可以考虑快走。很多女生习惯在跑步机狂跑。事实上如果有氧运动能达到减脂心率，时间保持在40分钟到1小时就可以了。有氧运动的选择可以多样，例如爬楼梯（这是大叔的最爱）、骑单车、练椭圆机等都是很有效的，经常变换项目不容易让身体有适应性，这样可以让减脂效果更好。但过多的有氧运动会消耗掉过多的肌肉成分，所以我一周差不多只做5次有氧训练。

三 饮食计划

在无氧和有氧都具备的情况下，再来看看饮食方面的问题。很多人在这方面的困惑很多。其实，不吃东西来减肥反倒会导致我们身体水分流失，肌肉流失，看上去体重好像轻了，但是真正要燃烧的脂肪却还在。所以如何配合训练来搭配每个营养素的量，还有少量多餐，这都很重要。在这里，要注意以下几点。

● 需要摄入但必须控制含碳水化合物高的食物。碳水化合物的来源必须是以粗粮类为主的食物，例如燕麦、紫薯、山药、全麦面包。摄入的量可以按照1斤体重摄入0.8克来计算。

● 提高蛋白质的摄入。蛋白质来源有瘦肉、脱脂奶、蛋白、乳清蛋白粉和鱼类等。在进行器械训练的前提下，摄入足够量的蛋白质可以增加瘦体重，防止肌肉流失，提高身体代谢率。摄入的量可以按照1斤体重摄入1~1.5克来计算。

● 补充优质的脂肪。适当摄入不饱和脂肪酸可以帮助身体脂肪代谢。此外，很多营养素是脂溶性的，需要靠脂类的输送才能有作用，但是要注意量的摄入。建议每天早餐吃点坚果或深海鱼类和橄榄油。摄入的量可以按照1斤体重摄入0.5克来计算。

● 补充大量的白开水。平均一天可以饮用3~4升白开水，加快全身代谢，这有利于身体的脂肪消耗（很多体脂过多的女孩子都有一个通病就是不爱喝水）。大叔每天早上睡醒后的第一件事就是喝500毫升的白开水，这样可以快速湿润内脏，提高代谢。

● 多补充矿物质和维生素。这些微量元素和辅酶在我们体内对代谢起着不可或缺的作用，可以考虑额外补充复合维生素片。

● 多食纤维素类食物。防止饥饿感的产生，较好方法就是吃蔬菜。反正大叔是属牛的，吃蔬菜对我来说轻而易举。

第二节　容易被忽略的减脂细节

大叔常常挂在嘴边的一句话是："把细节做好。"为什么那么多人哼哧哼哧练了几个月，索然无味地吃了很久的水煮蔬菜，却还是一斤都没有瘦？因为就是以下这些细节，决定了你能不能减肥成功。

细节1：需要根据体重来计算所需要的饮食量

吃多吃少怎么能凭感觉呢？科学地减肥，当然要从实际情况出发。需要摄入多少蛋白质、摄入多少脂肪，都是根据体重决定的。想瘦的话，就别怕计算麻烦。

细节2：设定合理的目标

根据自己的实际情况，再设定合理的减肥目标。你要先去做个体测。肌肉和脂肪的含量，自己要清楚，才能制订科学的减肥计划。

细节3：注意最佳减脂心率

有氧运动是不是做了无用功，减脂心率说了算哦。一定要根据前文讲解的计算公式，算一下你的最佳减脂心率范围。做有氧运动时，将心率控制在这个范围，才能达到减脂的效果。

细节4：喝水

根据体重，给自己设定一个每天的喝水量。水喝够了，才能够多出汗、加快代谢，瘦得自然也就快了。

细节5：好的作息

百事睡为先。在睡眠规律的前提下，每天保证7~8小时的睡眠，可以让身体激素水平保持正常状态，有助于脂肪的消耗。熬夜会胖，不是骗人的。如果休息不好，身体处于疲劳状态，自然也会瘦不下来。

细节6：**蛋白质的补充**

高蛋白、低碳水的饮食结构，是保证减脂的前提。同时，蛋白质的适量补充，对于肌肉的生长也很关键。想要好身材，蛋白质一定要认真吃！别忘了，要根据自己体重计算蛋白质摄入的量。

写在最后

减脂是一条长远的路，方向是第一步，剩下的就唯有坚持，坚持，再坚持！

作者简介

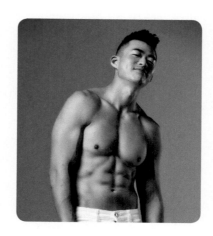

周凌峰，粉丝叫他"减肥大叔Sam"

从事健身行业13年，帮助过数以万计的会员收获科学的健身方法

经营私教工作室十余年

2008-2010浩沙全国健身销售冠军

2014年开设微博@减肥大叔SamZhou，分享、教授减脂与健身相关知识，并研发了独立的健身减脂体系

在线视频访问说明

本书提供部分第3章的训练动作视频，您可以通过微信的"扫一扫"功能，扫描本页的二维码进行观看。

步骤1 点击微信聊天界面右上角的"+"，弹出功能菜单（如图1所示）

步骤2 点击弹出的功能菜单上的"扫一扫"，进入该功能界面，扫描本页的二维码。

步骤3 如果您未关注"人邮体育"公众号，在第一次扫描后会出现"人邮体育"的二维码（如图2所示）。关注"人邮体育"公众号之后，点击"资源详情"（如图3所示）即可观看动作视频。

如果您已经关注了"人邮体育"微信公众号，扫描后可以直接观看视频。

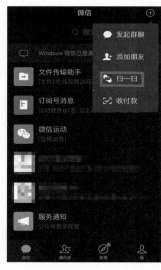

（图1）

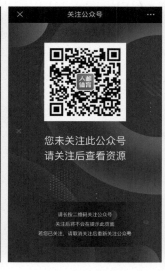

（图2）

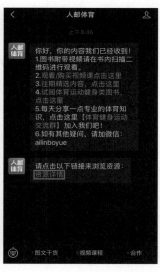

（图3）

注：本书提供的视频仅供参考，并不与书中内容完全配套。
